—幸孕妈妈幸运儿丛书—

妇产科医生写给准妈妈

怀孕 生产

一定要知道的大小事

洪泰和　著

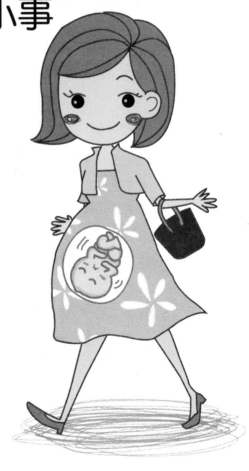

SPM
南方出版传媒
广东科技出版社

图书在版编目（CIP）数据

妇产科医生写给准妈妈：怀孕 生产一定要知道的大小事 / 洪泰和著.
—广州：广东科技出版社，2015.1
（幸孕妈妈幸运儿丛书）
ISBN 978-7-5359-5991-1

Ⅰ．①妇…　Ⅱ．①洪…　Ⅲ．①妊娠期—妇幼保健—基本知识
②分娩—基本知识　③产褥期—妇幼保健—基本知识　Ⅳ．①R715.3
②R714.3　③R714.6

中国版本图书馆CIP数据核字（2014）第248473号

原著作名：妇产科医生写给准妈妈——怀孕 生产一定要知道的大小事
原出版社：台湾广厦有声图书有限公司
作　　者：洪泰和
　　中文简体字版ⓒ2014年，由广东科技出版社出版。本书经由厦门凌零图书
策划有限公司代理，经台湾广厦有声图书有限公司正式授权，同意广东科技出
版社出版中文简体字版本。非经书面同意，不得以任何形式，任意重制、转
载。

广东省版权局著作权合同登记
图字：19-2014-076

妇产科医生写给准妈妈：怀孕 生产一定要知道的大小事
Fuchanke Yisheng Xiegei Zhunmama:
Huaiyun Shengchan Yiding Yao Zhidao de Daxiaoshi

责任编辑：杨柳青　黄　铸
封面设计：林少娟
责任校对：罗美玲
责任印制：何小红
出版发行：广东科技出版社
　　　　　（广州市环市东路水荫路11号　邮政编码：510075）
http://www.gdstp.com.cn
E-mail: gdkjyxb@gdstp.com.cn（营销中心）
E-mail: gdkjzbb@gdstp.com.cn（总编办）
经　　销：广东新华发行集团股份有限公司
排　　版：广州市友间文化传播有限公司
印　　刷：广州市至元印刷有限公司
　　　　　（番禺区南村镇金科生态园4号楼2F　邮政编码：511422）
规　　格：787mm×1 092mm　1/16　印张14.5　字数290千
版　　次：2015年1月第1版
　　　　　2015年1月第1次印刷
定　　价：43.80元

如发现因印装质量问题影响阅读，请与承印厂联系调换。

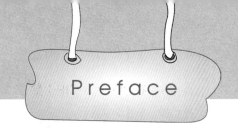

在出门诊的时候，我常发现孕妇从得知自己怀孕的那一刻起，心里除了兴奋之外，往往还伴随着许多的焦虑与不安，比如说：担心宝宝能不能健康成长？自己可不可以顺利生产？孕期营养要怎么补充？要不要做运动？许许多多的问题或身体的不适，在怀孕的过程中不断出现。往往想问医生，可是到了产检门诊，却又忘了要问什么问题；或是门诊里人满为患，自己觉得不好意思占太多时间，所以只简单问了几个临时想到的问题；甚至有时候还没开口问，一下子就被护士请到诊室外等候了。这种种现象触发了我想要动手写一本关于怀孕过程的书，以帮助准妈妈安心地度过怀孕这段特殊的日子。

　　这一本书主要是针对产检项目内容、孕期常见或偶发疾病、胎儿的生长以及生产的过程等主题进行说明。另外，还对怀孕期间常有的身体不适症状提出改善或缓解的方法，希望能帮助孕妇朋友们安心而舒服地度过"怀胎十月"。当然，这本书并不能取代妇产科医生的专业咨询与照顾，它的目的是提供一般性的怀孕知识，作为孕妇朋友们接受医生产检之余的参考资料。

　　由于本人在医学中心服务，同时也在医学院授课，这样的经历促使我在这本书里加入一些"实证医学"和台北长庚纪念医院经验的内容。实证医学是指医生的医疗措施应该以"设计良好的临床研究所获得的结果"为依据，也就是根据客观的证据来治疗病患，这是近几年来医学教育极力推广的一个观念，我则是希望让孕妇朋友们也能知道现今医学在产科方面的新知。另外，我还注意到坊间关于怀孕的书籍多半引用国外的统计资料来说明疾病的发生率或处理方法，这让我在和孕妇讨论时，难免有隔靴搔痒的感觉。台北长庚纪念医院妇产科在围产期医学领域，无论是临床服务还是教学或研究，一向执台湾医界的牛耳，尤其是高危险妊娠的照护、产前超声波的诊断和胎盘学的研究，更是成绩斐然。这本书因此引用了部分台北长庚纪念医院针对孕妇的研究成果和临床经验，就是希望能减少这样的遗憾。当然，加入实证医学及台北长庚纪念医院经验的内容是一项新的尝试，一定有内容不足或不尽理想的地方，还请各位医界先进

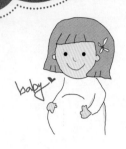

或读者不吝指教。

　　我要感谢台湾广厦有声图书有限公司的编辑团队，谢谢他们的耐心与协助，让我的许多想法能具体实现；也感激她们对我近乎"吹毛求疵"的要求，多有包容与配合，这本书能付梓，她们实在是居功厥伟。我还要谢谢台北长庚纪念医院的许美雅营养师，她的专业指导让这本书的内容更加完整。还有，谢谢我的研究助理李孟真与叶怡伶小姐，谢谢她们在资料整理及文书工作方面的帮忙。

　　最后我要谢谢曾经接受我照护的孕、产妇朋友们，从她们身上，我见证到身为母亲的辛苦与伟大，也领略到新生命诞生的喜悦与光辉。也要感谢寰宇教育基金会支持这本书的出版。

台北长庚纪念医院妇产科主任　洪泰和

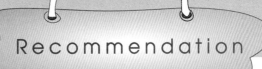

洪泰和医生自1996年到台北长庚纪念医院妇产科服务，迄今已满11个年头。这期间除了1999年到2003年他在英国剑桥大学修读生物医学博士外，我们一同共事了将近8年，因此对他有相当的认识。这次洪医生出版这本有关怀孕、生产的书籍，身为他妇产科的资深同仁，我很高兴有这个荣幸为他写推荐序，肯定他的才能与努力。

洪医生留给大家最深刻印象的，应该是他在学术研究方面的表现。早期，他曾协助我进行胎盘体外灌流实验，并观察药物通透胎盘以及对胎盘功能的影响。那时候，我就发觉他对操作实验有不屈不挠的执着以及对问题有追根究底的精神。后来，我们一起分析台北长庚纪念医院生产记录电脑资料库，研究妊娠合并症以及异常胎盘发生的危险因子。我们在国际著名的妇产科学期刊上发表了一系列的论文，尤其是针对植入性胎盘的研究结果，更被产科学教科书"William's Obstetrics"所引用。这不仅是台北长庚纪念医院妇产科团队的成绩，更是台北长庚纪念医院的骄傲。

洪医生并不满足于这样的成就，他是一个自我期许甚深、要求甚高的人。他认为临床医生如果想要扩展研究深度及广度的话，就必须对基础医学的实验方法和研究逻辑有所认识。基于这样的理念，他自己前往台大旁听谢丰舟教授开设的"发育生物学"课程，并且到台北长庚纪念医院电显中心学习电子显微镜的基本操作以及胎盘样本的制备与观察。随后，凭着优秀的表现，获得英国剑桥大学提供的奖学金，前往修读生物医学博士，于2003年顺利取得学位。他是我们台北长庚纪念医院第一位取得英国剑桥大学生物医学博士学位的主治医生。

回到台湾以后，洪医生持续专注探讨"胎盘在正常怀孕以及妊娠合并症的

1

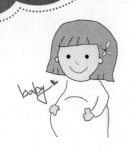

发生上所扮演的角色"这一课题，几年来的默默努力，使他成为台湾极少数研究胎盘的专家。除了研究之外，洪医生在教学与服务方面的表现也一样令人欣赏。他的教材，年年更新，不断将新的实证医学报告纳入教学内容，甚至导入我们平日的临床服务工作中，在学生的眼里，有着非常高的评价。而他幽默、风趣、亲切的态度，也使他广受患者的喜爱。

洪医生的这本书，除了文字内容浅显易懂，让孕妇了解自己在怀孕期间的生理变化和各阶段产检的内容外，更重要的是，他还针对怀孕期间身体不适的症状，提供缓解的方法，这部分往往是在产检时，医生没有足够时间回答或教育孕妇的不足之处。除此之外，他还加入了实证医学以及台北长庚纪念医院的经验，这些都是有别于以往怀孕用书的不同之处。个人基于提携后进之心，在此为洪泰和医生推荐：这是一本可以伴你一起欢喜迎接宝宝诞生的好书！

台北长庚纪念医院副院长
台北长庚大学医学院教授　謝燦堂

Contents

第 1 章　我怀孕了　①

第一节　验孕与怀孕初期症状……………………………… 2

一、真的吗？！"我"怀孕了？！…………………………… 2
二、怎么知道"我"怀孕了？………………………………… 3
　　1. 怀孕时常见的早期征兆 ………………………………… 4
　　2. 产前检查的重要性及频率 ……………………………… 5

第二节　产检的必要性………………………………………… 9

一、产前检查的注意事项 …………………………………… 9
二、产前检查——让你顺利生下宝宝 ……………………… 10
　　1. 产前检查之一般项目 …………………………………… 10
　　2. 产前检查之特殊项目 …………………………………… 11

第三节　怀孕期间的运动……………………………………… 16

一、孕妇可以做的运动有哪些？…………………………… 16
二、适合孕妇的日常活动 …………………………………… 17
　　准妈妈"运动"的基本原则 ……………………………… 17

第四节　怀孕期间的性生活…………………………………… 21

一、怀孕期间如何维持性生活？…………………………… 21

二、有下列情况，建议暂停性生活 …………………………………… 22

三、妊娠初期适合的性生活 …………………………………………… 22

四、妊娠中期适合的性生活 …………………………………………… 23

五、妊娠后期适合的性生活 …………………………………………… 23

第 **2** 章 产检项目与分娩注意事项 ㉗

第一节 怀孕初期的照顾与产检 ……………………………… 28

一、怀孕初期的不适与缓解 …………………………………………… 28

二、第1孕期（怀孕4~12周）的身体状态 ………………………… 29

   1. 害喜——孕妇面临的头一个困扰 ……………………………… 30

   2. 如何克服害喜的症状？ ………………………………………… 30

   3. 如何克服胸闷的症状？ ………………………………………… 31

   4. 如何改善睡眠质量？ …………………………………………… 32

   5. 怀孕初期，如何补充营养？ …………………………………… 33

   6. 怀孕初期（4~12周）的产检项目 …………………………… 33

第二节 怀孕中期的照顾与产检 ……………………………… 35

一、怀孕中期的不适与缓解 …………………………………………… 35

二、第2孕期（怀孕13~28周）的身体状态 ……………………… 36

   1. 如何克服头晕、虚弱的症状？ ………………………………… 36

   2. 如何克服皮肤变差的症状？ …………………………………… 37

Contents

3. 如何克服脚部水肿、静脉曲张的症状？ ………… 38

4. 如何克服失眠的症状？ ………… 38

5. 怀孕中期的营养补充 ………… 39

6. 怀孕中期（13~28周）的产检项目 ………… 39

第三节　怀孕后期的照顾与产检 ………… **42**

一、怀孕后期的不适和缓解 ………… 42

二、第3孕期（怀孕29~40周）的身体状态 ………… 43

1. 如何克服"大腹便便"的不适症状？ ………… 43

2. 如何克服呼吸困难、胸闷的症状？ ………… 44

3. 如何克服腰酸背痛、手脚无力的症状？ ………… 44

4. 如何克服便秘、尿频的症状？ ………… 45

5. 怀孕后期（29~40周）的产检项目 ………… 46

第四节　临盆与分娩 ………… **49**

一、我终于要生了 ………… 49

二、发生过期妊娠的原因 ………… 50

三、早产的发生原因 ………… 51

四、关于临盆的征兆 ………… 51

1. 轻松感 ………… 51

2. 见红 ………… 52

3. 破水 ………… 52

4. 便意感 ………… 52

5. 阵痛 ………… 52

五、临盆前的应对方法 ·· 53

    1. 注意呼吸，转移疼痛感 ······································ 53

    2. 事前准备可抓握的东西 ······································ 53

    3. 减少环境刺激及干扰 ·· 54

    4. 利用阵痛间歇时间休息 ······································ 54

    5. 需定时解尿 ·· 54

第 **3** 章　宝宝成长日记　55

第一节　了解胎儿的生长 ·································· 56

一、透视胎儿的异想世界 ·· 56

二、翔实记录宝宝成长的第一天 ····································· 57

    1. 如何计算怀孕周数？ ·· 57

    2. 胚胎期：怀孕4~10周宝宝的生长 ······················ 58

    3. 胎儿期：怀孕12周起宝宝的生长 ······················ 62

第二节　孕期营养须知 ······························ 69

一、宝宝跟准妈妈需要的营养 ·· 69

二、宝宝需要的营养素有哪些？ ····································· 70

    1. 孕妇需要的营养素知多少？ ································ 70

    2. 孕妇有什么不能吃？ ·· 75

    3. 营养师推荐美味菜单 ·· 77

Contents

第 **4** 章　临产与分娩　93

第一节　分娩前应注意的事项 ………………………………… **94**

一、我到底什么时候才会生啊? ………………………………… 94

二、怎么知道我要生了 ………………………………………… 95

三、真产痛和假性阵痛 ………………………………………… 96

四、分娩前的产兆有哪些? …………………………………… 97

　　1. 产兆1：落红 ………………………………………… 97

　　2. 产兆2：破水 ………………………………………… 97

　　3. 产兆3：阵痛 ………………………………………… 98

五、什么时候该到医院呢? …………………………………… 99

六、入院前该准备什么东西? ………………………………… 100

七、产妇入院待产须知 ………………………………………… 100

　　1. 打点滴——补充水分或给予药物 ………………… 100

　　2. 灌肠——避免生产过程遭受感染 ………………… 100

　　3. 胎心音监视器——用以监视整个产程 …………… 101

　　4. 控制饮食——以免影响分娩时的用力 …………… 102

　　5. 剃除会阴部位毛发——有助会阴缝合 …………… 102

　　6. 会阴切开——医生帮你做判断 …………………… 102

八、如何让产妇熟悉生产环境? ……………………………… 103

　　1. 检查室——产妇分娩的第一关 ………………… 103

　　2. 待产室——产妇暖身，准备进场 ……………… 103

　　3. 接生室——紧要关头的决战场 ………………… 104

　　4. 恢复室——产妇分娩后的休息间 ……………… 104

第二节　分娩中应注意的事项 ······················· **106**

一、终于等到我要生的那一刻！ ·························· 106
二、生产到底是怎么一回事？ ··························· 107
   1.　第一产程：子宫颈开口期 ····················· 107
   2.　第二产程：胎儿娩出期 ······················ 108
   3.　会阴部位的清洗、消毒 ······················ 108
   4.　着冠（crowning） ·························· 108
   5.　会阴切开 ······························· 109
   6.　胎儿娩出 ······························· 109
   7.　清除胎儿口鼻黏液 ························· 109
   8.　检查胎儿状况 ··························· 109
   9.　第三产程：胎盘娩出期 ······················ 110
   10.　为什么会有产痛？ ························· 111
   11.　减缓产痛的方法 ·························· 111

第三节　剖宫生产应注意的事项 ····················· **113**

一、自然产、剖宫产，哪种方式比较好？ ················· 113
二、剖宫产——计划中的分娩 ·························· 114
   1.　计划剖宫产 ····························· 114
   2.　紧急剖宫产 ····························· 114
   3.　剖宫产需做的术前准备 ······················ 116
   4.　预定剖宫产的前一天 ······················· 116
   5.　手术当天的前置作业 ······················· 116
   6.　剖宫产的麻醉与手术方式 ····················· 117
   7.　剖宫产的步骤 ··························· 118

Contents

8. 剖宫产后的照顾 …………………………………………… 119

第四节　分娩后应注意的事项 ………………………………… **120**

一、产后的恢复与保养 ………………………………………… 120
二、宝宝出生后，妈妈的生理变化 …………………………… 121
　　1. 觉得全身精疲力竭 …………………………………… 121
　　2. 特别觉得虚弱 ………………………………………… 121
　　3. 无法控制的颤抖 ……………………………………… 121
　　4. 出血、阴道排出物 …………………………………… 122
　　5. 产后痛 ………………………………………………… 122
　　6. 排尿困难 ……………………………………………… 122
　　7. 尿液渗漏 ……………………………………………… 123
　　8. 大量排汗 ……………………………………………… 123
　　9. 会阴疼痛 ……………………………………………… 123
　　10. 便秘、胀气 ………………………………………… 124
　　11. 乳房胀满 …………………………………………… 124
　　12. 乳头疼痛 …………………………………………… 125

第 5 章　孕期的用药与不适症状　127

第一节　准妈妈用药须知 …………………………………… **128**

一、孕妇生病了，该怎么吃药? ……………………………… 128
二、准妈妈的安全用药守则 …………………………………… 129

1. 孕妇乱吃药，对胎儿的影响 ················· 129

2. 孕期用药，第4~12周影响最大 ·············· 130

3. 可能严重影响胎儿健康的常见药物 ·········· 132

4. 准妈妈用药的注意事项 ···················· 134

5. 喝咖啡会危害胎儿健康 ···················· 136

第二节　孕期不适与缓解之1——肠胃道篇 ················· **138**

一、孕妇肠胃系统的不适与缓解 ················· 138

二、孕妇常见的肠胃不适症状 ··················· 139

1. 孕妇肠胃不适症之1：腹泻 ··············· 139

2. 孕妇肠胃不适症之2：便秘 ··············· 140

3. 孕妇肠胃不适症之3：害喜 ··············· 142

4. 孕妇肠胃不适症之4：痔疮 ··············· 144

第三节　孕期不适与缓解之2——泌尿系统篇 ················· **147**

一、孕妇泌尿系统的不适与缓解 ················· 147

二、孕期常见的泌尿系统不适 ··················· 148

1. 孕妇泌尿系统不适症之1：频尿 ··········· 148

2. 孕妇泌尿系统不适症之2：泌尿道感染 ····· 149

3. 孕妇泌尿系统不适症之3：阴道分泌物增多 ···· 150

第四节　孕期不适与缓解之3——骨骼篇 ················· **153**

一、孕妇很容易全身腰酸背痛吗？ ··············· 153

二、孕妇身体骨骼的不适与缓解 ················· 154

1. 孕妇骨骼不适症之1：骨骼和腹股沟疼痛 …………… 154

2. 孕妇骨骼不适症之2：腰酸背痛 …………… 155

3. 孕妇骨骼不适症之3：手部麻痹、刺痛 …………… 156

4. 孕妇骨骼不适症之4：腿部抽筋 …………… 157

5. 孕妇骨骼不适症之5：水肿与静脉曲张 …………… 158

第五节　孕期不适与缓解之4——其他篇 …………… **160**

一、孕妇其他部位的不适与缓解 …………… 160

二、孕期常见的身体不适症状 …………… 161

1. 孕期常见不适症之1：腹痛 …………… 161

2. 孕妇常见不适症之2：头痛 …………… 164

3. 孕妇常见不适症之3：牙龈出血、牙痛 …………… 166

4. 孕妇常见不适症之4：贫血 …………… 168

5. 怀孕常见不适症之5：呼吸急促或喘不过气 …………… 171

第 6 章　孕妇的偶发病症与并发症　173

第一节　怀孕期间的偶发病症 …………… **174**

一、怀孕时偏偏又生病，该怎么办？ …………… 174

二、准妈妈一定要小心的病症 …………… 175

1. 孕期偶发病症之1：感冒 …………… 175

2. 孕期偶发病症之2：过敏性鼻炎及气喘 …………… 176

3. 孕期偶发病症之3：德国麻疹 …………… 177

4. 孕期偶发病症之4：水痘 ……………………………………… 178

5. 孕期偶发病症之5：麻疹 ……………………………………… 179

6. 孕期偶发病症之6：弓形虫病 ………………………………… 180

7. 孕期偶发病症之7：梅毒 ……………………………………… 180

8. 孕期偶发病症之8："菜花" …………………………………… 181

9. 孕期偶发病症之9：生殖道疱疹 ……………………………… 181

10. 孕期偶发病症之10：甲状腺疾病 …………………………… 182

11. 孕期偶发病症之11：癫痫 …………………………………… 183

12. 孕期偶发病症之12：乙型肝炎 ……………………………… 185

13. 孕期偶发病症之13：心脏病 ………………………………… 186

14. 孕期偶发病症之14：高龄产妇 ……………………………… 187

15. 完善产前检查，才能避免遗憾 ……………………………… 189

第二节 怀孕与生产可能发生的并发症 ……………………… **190**

一、孕妇专属的特有病症怎么预防？ ……………………………… 190

二、在怀孕过程中常见的突发急症 ………………………………… 191

1. 怀孕与生产可能出现的并发症之1：怀孕合并高血压 ……… 191

2. 怀孕与生产可能出现的并发症之2：妊娠糖尿病 …………… 194

3. 怀孕与生产可能出现的并发症之3：孕期忧郁症 …………… 197

4. 怀孕与生产可能出现的并发症之4：地中海型贫血 ………… 201

5. 怀孕与生产可能出现的并发症之5：过期妊娠 ……………… 203

6. 怀孕与生产可能出现的并发症之6：婴儿脐带绕颈 ………… 204

7. 怀孕与生产可能出现的并发症之7：羊水过多或过少 ……… 206

8. 怀孕与生产可能出现的并发症之8：多胞胎 ………………… 208

9. 怀孕与生产可能出现的并发症之9：胎儿生长迟滞 ………… 209

10. 怀孕与生产可能发生的并发症之10：产前出血 …………… 210

我怀孕了

怀孕早期的征兆，其实很多！每个人的体质不同，怀孕的发生率、症状的轻重程度都没有一定的答案。只是建议大家在面临这些问题时，不要太过担心；那是宝宝在提醒你他（她）的存在，只要做好心理调适，有问题就询问专业医生，你一定能安然度过这段"磨合期"！

◆ 验孕和怀孕初期症状
◆ 产检的必要性
◆ 怀孕期间的运动
◆ 怀孕期间的性生活

1

第一节

验孕与怀孕初期症状

一、真的吗？！"我"怀孕了？！

当准妈妈们得知怀孕的那一刻起，情绪可能又惊又喜，也或许是仓皇失措，毕竟生儿育女是人生大事，许多妇女们总认为自己并没有准备好。我也常在门诊中遇到妇女前来检查时，当我告诉她"恭喜，你怀孕了！"，她们那一脸错愕的表情！

当然，除了感受到这些准妈妈们的开心以外，一定也有一些复杂的情绪；例如：到底自己能不能安然度过整个怀孕过程？怀孕期间该做什么准备？怎么样才能让宝宝更健康？或者是自然生产会不会很痛？我可不可以自然产啊……对于新手妈妈们，这些的确都是会让她们神经紧张的原因，但其实只要清楚了解产前检查的内容，以及怀孕期间应该注意的事项，怀孕期真的是一个既简单又美好的过程！

Q&A 怀孕早期会有什么征兆？

当你怀孕时，身体或多或少会出现一些征兆；即使在没有验孕的情况下，身体也会告诉你"小宝宝来报到"的信息。

在门诊中也常碰到一些准妈妈告诉我，她才怀孕没几周，就已经开始大吐特吐了，每天早上都很不舒服；也有人是因为月经没来好几个星期才发现自己怀孕了，几乎没有什么特殊的症状。所以并不是每个孕妇在怀孕初期都会有症状，真的得视体质而定。

二、怎么知道"我"怀孕了？

通常在怀孕初期，准妈妈们的身体并不会有明显的感受，所以我才会常在门诊碰到那种一听到自己怀孕了，惊讶地张大嘴巴不知如何是好的妇女朋友了。偶尔会在医院碰到病人一脸疑惑地说："洪医生，怎么我用验孕棒验，结果没有怀孕，到你这边来检验，却发现有宝宝啦？"说真的这可不代表妇产科医生都可以扮演"送子鸟"的角色，而是验孕方式太多，准确度如何，还得看你是什么时候检验及检验的方式是否正确？

目前最常用的是透过抽血或验尿这两种方式检测是否怀孕，看看有没有出现怀孕特有的激素。医学上称之为"人类绒毛膜性腺促进素"（简称hCG）分泌？若有，那就表示你准备要当妈妈了。除非有特殊目的，比如说要排除子宫外孕或葡萄胎的可能性，或接受人工生殖技术受孕的妇女朋友，否则还是以最普遍的验尿方式来检验为多！而验尿检查也以早晨起床后的第一次尿液来测试，结果会比较准确；如果测试结果没有怀孕反应，建议不妨两天后再测试一次比较保险。

预约12星座宝宝怀孕计划表

准妈妈希望生产的月份	最佳受孕日
1月/ 魔羯宝宝或是水瓶宝宝	04月08日—05月08日
2月/ 水瓶宝宝或是双鱼宝宝	05月09日—06月07日
3月/ 双鱼宝宝或是牡羊宝宝	06月08日—07月08日
4月/ 牡羊宝宝或是金牛宝宝	07月09日—08月07日
5月/ 金牛宝宝或是双子宝宝	08月08日—09月07日
6月/ 双子宝宝或是巨蟹宝宝	09月08日—10月08日
7月/ 巨蟹宝宝或是狮子宝宝	10月09日—11月07日
8月/ 狮子宝宝或是处女宝宝	11月08日—12月08日
9月/ 处女宝宝或是天秤宝宝	12月09日—01月07日
10月/ 天秤宝宝或是天蝎宝宝	01月08日—02月08日
11月/ 天蝎宝宝或是射手宝宝	02月09日—03月09日
12月/ 射手宝宝或是魔羯宝宝	03月10日—04月07日

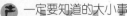
知识便利贴

何时验孕最准确？

卵子和精子在输卵管的壶部结合后（也就是受精），历经6~7天慢慢移动到子宫腔进行着床。在着床的过程中，受精卵不断复制、分化，形成胚囊，胚囊最外圈的细胞会进一步分化成胎盘，在受精后的第10天左右，胚囊最外层的胎盘细胞就会分泌出人类绒毛膜性腺促进素，这种激素会进入母体的血液，再经肾脏从尿液中排出。

所以当浓度到达一定程度之后，验孕就会呈现阳性的反应；想透过验孕剂得知是否怀孕？最好等到性行为后2周再行测试，比较保险。

1. 怀孕时常见的早期征兆

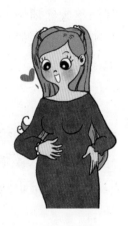

说到怀孕会出现的征兆其实很多，因为每个人的体质都不一样，因此怀孕的发生概率、害喜症状的轻重等都没有一定的答案。但是只要大家在面临这些问题时不要太过忧心，把一切想成都是宝宝在提醒你他（她）已存在的信息；做好心理调适，一有问题就询问主治医生，我相信你一定能够安然度过这段怀孕初期的"心理磨合期"。

至于说到究竟在怀孕初期会有什么症状？就我多年临床经验，大致上还是以下面介绍的几种状况最为常见：

怀孕自我检测卷

你怀孕了吗	如果有下列状况，请打√	症状/检查
自我症状检视		①最近特别容易感到疲倦、嗜睡
		②有恶心、想吐等害喜现象，尤其看到某些食物时
		③一直很稳定的月经已经过期3天以上了
		④阴道有微量的出血
		⑤忽然特别厌恶烟味、酒精或刺激性的味道
		⑥最近忽然偏爱某些食物，像是酸梅、葡萄，或是特别爱吃辣
		⑦乳房肿胀、乳头也容易感到刺痛，原本细小的乳腺变得明显
		⑧下腹部不舒服（抽痛感）

续表

你怀孕了吗	如果有下列状况，请打√	症状/检查
自我症状检视		⑨肚子感到胀胀的
		⑩变得尿频
初步检查		①月经过期8~9 天，以验孕棒检验呈阳性反应
		②肚子有变大、变硬的情形
确认检查		①医生用手检查可以感到胎动
		②可以听到胎儿心跳并以超声波确认

2. 产前检查的重要性及频率

　　说到产检，很多准妈妈都有一样的困扰，像是"产前检查会不会很麻烦啊？""产检项目一定要全部都做吗？""常做超声波会不会伤害宝宝？"。在刚开始得知怀孕时，很多准妈妈都会相当担心。尤其是怀第一胎的准妈妈，更是相当明显，通常这时候我都会告诉这群紧张到不行的准妈妈们，其实怀孕真的就像是参加马拉松赛跑一样，对准妈妈的身体和心理都是一项挑战。而透过产前检查就像是有教练在旁边协助你，不但可以得知宝宝的健康情况，同时也可以掌握准妈妈的身体状况，所以产检可以说是怀孕过程中非常重要的一部分。

　　许多初次怀孕的孕妇都会对产检频率不熟悉，其实产检的频率要依照怀孕的周数，每个不同的阶段就会有不同的检查频率。根据台湾围产期医学会的建议，怀孕期的产检的频率规划大致如下：

产检次数

a. 怀孕28 周以前，每4 周做1 次。

b. 怀孕29 ~ 35 周，每2 周做1 次。

c. 怀孕36 周以后，每1 周做1 次。

　　当然这只是一个大概的原则，如果有必要的话，医生会视你的情况缩短产检的间隔。我们建议在整个怀孕过程大约需要进行15 次的产检。

（1）高龄孕妇，怀孕过程需更小心谨慎。

　　现在有越来越多的女性因为求学或工作等因素，怀孕时往往已经超过30岁了。根据台北长庚纪念医院妇产科的统计，台湾地区初产妇（生第一胎）的年龄从1990 年的28 岁，逐渐上升到2004 年的30 岁左右，而这个年龄似乎还有逐年上升的趋势。

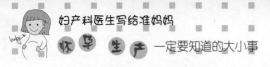

我们所谓的"高龄孕妇"通常是指怀孕时已经年满34岁以上的妇女。根据许多医学研究指出，超过34岁怀孕的妇女胎儿较容易出现染色体异常的情况，而母亲合并慢性疾病，如：高血压、糖尿病，或是出现妊娠高血压、子痫前症❶、前置胎盘❷、妊娠糖尿病等怀孕并发症的机会也较高，所以高龄孕妇要更加重视产前健康检查！唯有透过检查才能及早发现问题，及早治疗。

幸运的是，高龄的准妈妈们多半受教育程度较高、经济能力较佳以及自我警惕性比较强，因此多半能配合各项检查与检验。尽管出现怀孕并发症的机会较大，但是在妇产科医生小心的照顾下，大多数都能母子平安。

（2）高危险妊娠的孕妇更要小心。

在怀孕的过程中如果出现会危害母体或胎儿健康的情况，称之为"高危险妊娠"。像孕妇罹患子痫前症、妊娠糖尿病、甲状腺功能亢进；或胎儿出现羊水过多、羊水过少、生长迟滞、多胞胎或前置胎盘等等，都是常见的高危险妊娠的例子。有高危险妊娠状况的孕妇应该更密切与医生配合，才能确保母体和胎儿的健康。

（3）有不良产科史者，要更注意。

另外还有一些孕妇也需要特别的产检照护，那就是曾发生过不愉快或有令人扼腕的怀孕经历的妇女，好比曾发生流产、早产、死产，或是先前怀孕有妊娠高血压、子痫前症或是产后大出血等等状况的人，在这次怀孕期间，也要和医生好好配合，一起达到顺利生产的目标。

（4）找到好医生，怀孕更安心。

大部分来医院初诊都是为了确定自己是不是怀孕了，或是已经自己检测出怀孕，只是到医院来做进一步的确认而已。

第一次产前检查大多是在怀孕第6~10周时进行，除了确认怀孕之外，更重要的是要了解准妈妈的过去病史，然后进行例行检查，包括身高、体重、血压等项目，最后再进行抽血、验尿等检查。另外也可以根据需要进行超声波检查。一般我们也会建议准妈妈们同时做骨盆腔检查（也就是所谓的内诊），以及子宫颈涂片检查，以排除子宫颈或骨盆腔病变的可能性。

----

❶ 子痫前症

指在怀孕20周后出现高血压和蛋白尿。子痫前症常见的临床症状包括：血压异常、眼睑及手指浮肿、蛋白尿、头痛、视力模糊、右上腹疼痛、呼吸困难及尿少等……

❷ 前置胎盘

指的是胎盘着床位于或非常接近子宫颈内口，多发生于怀孕第3期，多半会出现无痛性的阴道出血。此时产妇应卧床休息，避免行房及做粗、重工作，并且定期测量胎动，若有出血或感觉子宫收缩时，请立即到医院诊治。

而除了部分特殊的检查之外，例行的产检还包含测量体重、血压、血糖、尿蛋白、胎儿心跳、子宫大小（医生用尺量孕妇腹围或耻骨到子宫底的高度）、胎儿位置等项目。

每个准妈妈在得知怀孕的那一刻起，都希望能找到一个心目中理想的好医生；让她从产检甚至接生整个怀孕过程都能平安、顺利。

其实，除了找到一位好医生，准妈妈们如果能尽心配合、与你的医生合作，就能减轻怀孕的辛苦和负担。

（5）找个好医生，让你的怀孕过程更轻松。

在产科就诊和一般的其他科别不同的是，产科的医生往往要和这些准爸妈们相处10个月，而不只是1~2次的门诊，所以找到一位合格且专业的妇产科医生相对来说是相当重要的，不但要有足够的专业知识及能力，也要能在必要的时候给孕妇提供一些心理上的建议与信心，让产妇放松心情。

我曾经碰过一些产妇相信所谓人家介绍的名医，千里迢迢去挂号看诊，其实我倒是建议与其听信亲朋好友介绍的"名医"，花费许多时间挂号、等候才能看诊，还不如考虑自己的时间、体力、交通等状况，仔细地找一位最适合自己需求的医生，感觉会比较实际一些。

另外一个常会被问到的问题是："产检和接生的医生一定要同一位吗？"的确也有不少准妈妈会选择妇产科诊所产检，但是到大医院生产……，其实我认为最理想的情况当然是负责你产检与接生的都是同一位医生，因为他对你的状况最了解！但是如果因为地点或其他因素的原因，你也可以事先和帮你进行产检的医生讨论好生产的医院，并请产检医生协助你做好病历资料的流通以及和生产医生的沟通等。

有些医生经验丰富，但是因为患者人数众多，而门诊的时间也很有限，没有多少时间或是不善于倾听病患诉说，反而容易造成医生与病人之间沟通不良。所以除了找一位专业、经验丰富的医生之外，还要注意他是否有耐性，肯倾听你诉说怀孕状况等。尤其是生头胎的新手妈妈，对于怀孕过程完全陌生，经常有很多的疑问，情绪上更容易会出现不安、烦躁等，这时候身边如果有一位充满耐性、肯倾听的医生，他能帮助你及时解决怀孕过程当中出现的这些状况何乐而不为呢？

（6）为什么怀孕要做遗传咨询。

遗传咨询主要是透过孕妇个人病史、家族史及产前各项检查资料，对遗传性疾病问题的发生、诊断及预防提供说明咨询。遗传咨询不只包括孕妇本人，也可对罹病者家族提供协助。有以下情况的孕妇，可能需要进行遗传咨询服务：

下列产妇，需做遗传咨询

a. 年满34 岁的高龄孕妇。

b. 曾生育过唐氏症或其他染色体异常之小孩。

c. 本胎次有生育先天缺陷儿之可能，如："母血唐氏症筛选"显示为高危险人群者；异常的母体血清检查值（例如胎儿甲型蛋白或人类绒毛膜性腺促进素）。

d. 本人、配偶或家族中有染色体转位，或为其他染色体异常的带因者。

e. 家族有遗传性单基因疾病，如：地中海贫血、血友病等。

f. 曾多次自然流产者。

第二节
产检的必要性

一、产前检查的注意事项

产检主要是依照怀孕周数所进行的各种检查项目，借以帮助医生及早发现问题、并且进行妥善的治疗。相反地，如果孕妇没有按时进行产前检查，就会导致母体及胎儿异常的危险性大大提高。

所以，我慎重建议孕妇对于产检，应该采取积极正面的态度去面对！千万不要因为害怕知道任何不利的结果，进而一再拖延就诊时间！这样一来，对于持续在生长状态的胎儿来说，延迟解决问题的后果，往往只会换来更大的问题。

Q&A 我怀孕了！该做哪些检查呢？

产检一般分为一般项目及特殊项目2 种。之所以需要做这么多的检查，主要都是想确认宝宝的健康状况。但是什么时候该做？要做哪些检查项目？我们在后面的章节中也会陆续为大家做更详细的介绍。那什么是一般项目，什么又是特殊项目呢？我大致做出如下的区分：

1. 一般项目：指每次产检时都要做的检测项目，例如体重、血压、尿糖、尿蛋白、胎儿心跳、子宫大小（医生用尺量孕妇腹围或耻骨到子宫底的高度）、胎儿位置等。

2. 特殊项目：特定怀孕周数或针对情况特殊的孕妇，医生另外进行的一些检查项目，例如骨盆腔检查（妇科内诊）及子宫颈涂片等。

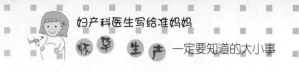
二、产前检查——让你顺利生下宝宝

台湾以前的年代并没有所谓的产前检查，所以小孩子出现意外或是夭折的比率相当高，而现代人的生子率越来越低了，夫妻往往只有1~2个孩子，产前检查就更加重要。

产前检查是孕产医学进步的象征。医生协助孕妇在孕期的每个阶段进行详细检查，可以有效地找出危害母体及胎儿健康的危险因子，及时达到诊治的效果，帮助每位产妇顺利生下可爱、健康的宝宝！而这就是产检的必要性与价值所在。

我会告诉每一位进入怀孕阶段的孕妈妈，通常在怀孕6~8周，确认胚胎有心跳的时候，妇产科门诊护理站或医院的妈妈教室会发《妈妈手册》，你们有一项必修的课程要做，那就是按照《妈妈手册》所规定的项目进行各项产检！通过产前检查，可以清楚了解母体及胎儿在接下来10个月当中的各种变化，例如观察胎儿是否正常生长发育？有无特殊的情况发生？而检查孕妈妈的身体机能，对于生产的负荷是否做好准备，确认有无任何产前并发症等都很有帮助。

相反来说，若是你忽略了产检，便会提高你及胎儿的危险性，并且反应在产科的急症上。例如孕妇发生子痫前症（妊娠毒血症）以及其他并发症，或像是肝衰竭等危险状况也会变多，影响到母体及胎儿的安全。就我所知，许多妇产科医生都表示，没有按时进行产检的孕妇，对于本身及胎儿都会出现明显照顾不足的现象。因为孕期中有很多可能出现的危险状况，多半不一定会出现明显的外在症状；准妈妈们若是等到感觉不对劲了才去就诊，这时往往已错过急救的最佳时机，等着你的很可能就是不可挽回的遗憾……

1. 产前检查之一般项目

所谓产检的一般项目，孕妇必须检查的有血压的测量、体重的测量、尿液的蛋白质及糖分的定性检测，以及子宫底高度、腹围的大小测量等。而在胎儿方面，则必须检查他的胎心音、胎位、胎儿活动性等项。

以上这些都是一般检查的项目，准妈妈们每次前往医院产检时都必须做的常规性检查。这些检查看起来似乎很平常，但是却是必须时时追踪的项目，准妈妈们不要轻视它喔！

产前检查一般项目列表

项目	说明
血压	怀孕时的血压可能比怀孕前稍低一些，若有下列症状就要多注意 ①慢性高血压：怀孕20周前，血压高于140／90mmHg（1mmHg=133Pa） ②妊娠高血压：怀孕20周后，血压高于140／90mmHg
体重	孕妇增重太快，可能是有水肿的情况，或有胎儿生长过大的疑虑；反之若增重太慢的话，则胎儿有可能会在出生时体重相对较轻。一般孕妇体重增加的状况，以12~15kg 比较恰当
尿蛋白	一般孕妇用试纸验尿，多半呈现阴性反应，或一个加号（＋）；这可能是尿液受到阴道分泌物污染的结果 ①若持续出现（＋），甚至更高到（＋＋）或以上之尿蛋白指数，有可能是肾功能出了问题，应该要详细检查评估 ②另外若还伴随有"高血压"，就要怀疑是否罹患"子痫前症"了
尿糖	许多孕妇的尿液中常会出现"尿糖现象"，尤其是刚吃完饭或刚喝下一杯果汁就来做检查的产妇，情况更常见 但若是"尿糖现象"持续出现，或者是尿糖指数偏高（如＋＋＋），可能要怀疑有"糖尿病"或"葡萄糖耐受不良"的情况
子宫底高度	从量子宫底与耻骨联合的距离，可以估算子宫大小，进而推算胎儿大小；当怀疑胎儿太小或太大时，会再进一步做超声波检查
胎心音	①一般怀孕6 周以上，可以经由"阴道超声波"看到胎儿的心跳 ②若做"腹部超声波"，8 周左右就可以看见胎儿心跳 ③怀孕10周以上，可以用"多谱勒胎心音侦测器"由腹部听到胎心音 ④若怀孕12周以上仍然听不到胎心音，就要再以超声波检查，确定胎儿是否有问题
胎位	所谓"胎位"，就是指胎头相对骨盆出口的位置；怀孕期间胎儿会不停活动、转动或翻滚。随着怀孕周数的增加，大多数的胎儿在子宫里面会头朝下，呈现倒立状
胎儿活动性	这一项是准妈妈们可以自行检查的"数胎动" ①怀第一胎，约在20 周前、后即可感觉到胎动 ②怀第二胎以上的准妈妈，则会在更早的周数就感觉到胎动的出现 ③随着周数的进行，胎动就愈来愈明显；胎动过少可能表示胎儿有问题，必须再进一步做追踪检查

2. 产前检查之特殊项目

　　这些检查项目的内容或施行时间可能因不同的医院或孕妇个别的情况而有所不同，你的产检医生会依据你的需要，安排或建议你进行必要的检查。我把在台湾常见的特殊检查项目，依施行的时间列在下面表格：

产前检查特殊项目列表

尿液常规检查

①时程：怀孕初期

②目的：检查尿液中有无细菌或过多的白细胞出现

③结果：如果有菌尿症或泌尿道感染的情形，必须接受抗生素治疗

德国麻疹抗体检验

①时程：怀孕初期或第26~30 周时

②目的：检验体内有无德国麻疹抗体（IgG）存在

③结果：如果呈阴性反应，应小心避免接触罹患德国麻疹的患者，在生产完后，尽快接受疫苗的注射

水痘抗体检验

①时程：怀孕初期

②目的：检查体内有无水痘抗体存在

③结果：如果呈阴性反应，应尽量避免接触长水痘的人，以防感染

艾滋病抗体检验

①时程：怀孕初期

②目的：检验体内有无HIV 抗体存在

③结果：如果呈现阳性反应，则必须接受专业咨询与照护

血型检验

①时程：怀孕初期

②目的：检验母体ABO血型及RH血型

③结果：RH阴性血型（在台湾地区只占少数，约只有0.3%）的妇女在怀孕期间及生产时可能有需要注射免疫球蛋白，预防自体免疫作用的发生

血液常规检查

①时程：怀孕初期

②目的：检验有无贫血、地中海贫血、白血病或血小板过低的情况

③结果：依检验结果给予进一步检查或治疗

第一孕期母血唐氏症筛选

①时程： 9~13 周

②目的：检验母血里"妊娠性血浆蛋白-A（PAPP-A）"和"游离型 β -人类绒毛膜性腺促进素（free β -hCG）"的浓度，再配合孕妇年龄及其他因素，推算出怀有唐氏症宝宝的概率

③结果：计算出来如果是高危险人群的孕妇，建议进一步接受羊膜穿刺检查

续表

胎儿头部透明带检查

①时程：11~14 周

②目的：测量胎儿颈部后方组织与皮肤之间的空隙。染色体异常或某些先天畸形胎儿。颈部透明带会显著增厚

③结果：可以单独或合并第一孕期母血唐氏症筛查数值，推算怀有染色体异常胎儿的风险，建议进一步接受羊膜穿刺检查。另外，胎儿颈部透明带异常增厚的孕妇，也建议接受高层次超声波检查看看有无重大畸形的存在

第二期唐氏症母血筛查

①时程： 14~20 周

②目的：抽取母体血液，测血清中的甲型胎儿蛋白（AFP）及人类绒毛膜性腺促进素（hCG），然后依怀孕周数、母亲年龄及体重，推算出胎儿罹患"唐氏症"的概率

③结果：若概率大于1 / 270 ，则视为高危人群，建议接受羊膜腔穿刺术，进一步确认胎儿染色体的情况

羊膜腔穿刺检查

①时程：16~20 周

②目的：检查胎儿染色体的数目及构造上有无异常

③结果：羊膜腔穿刺检查，3~4 周后可得知结果

例行超声波检查

①时程：18~22 周

②目的：检查胎儿有无重大畸形、胎儿大小，是否有多胞胎、胎盘位置及羊水量

③结果：如有异常情况，建议进行高层次超声波或胎儿心脏超声波检查以进一步评估

高层次及胎儿心脏超声波检查

①时程：20~24 周

②目的：存在有母体适应证（如孕妇有糖尿病、癫痫或先天性心脏病，或是先前曾有生产过畸形胎儿的病史等），或是例行超声波检查怀疑有异常情况时，利用解析度更精密的超声波机器，由专门医生或技师操作判断，以确认胎儿、胎盘及羊水等的状况

③结果：如果发现有异常情况，医生们会视检查结果和你一起讨论处理方法

妊娠糖尿病筛查

①时程：24~28 周

②目的：不必空腹，先喝含50g葡萄糖的葡萄糖水，1小时后抽血，即可检测罹患妊娠糖尿病的概率

③结果：如果血糖值大于或等于140mg/dL ，则建议进一步接受含100g葡萄糖的葡萄糖水耐受试验，确定是否有妊娠性糖尿病

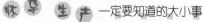
续表

100g葡萄糖耐受试验（OGTT）

①时程：上述"妊娠糖尿病筛查"血糖值大于或等于140mg/dL 的孕妇

②目的：先空腹禁食8 小时以上，然后抽血来验血糖值；接下来喝含100 克葡萄糖的葡萄糖水，之后隔1 、2 、3 小时各抽一次血来验血糖值以确定

③结果：4次血糖值的阈值分别是：105mg/dL（空腹）、190mg/dL（喝完糖水的第1小时）、165mg/dL（喝完糖水的第2 小时）与145mg/dL（喝完糖水的第3小时），如果有2个或2个以上的血糖值超过阈值，就诊断有妊娠糖尿病

乙型肝炎表面抗原（HBsAg）、核心抗原检查（HBeAg）

①时程：26~30 周

②目的：检查母体的乙型肝炎状况

③结果：胎儿出生后需按时注射肝炎疫苗；另外，核心抗原呈阳性反应的孕妇因为感染性较强，分娩时容易垂直传染给胎儿，所以新生儿必须于出生后24 小时内注射免疫球蛋白，消灭病毒，减少成为乙型肝炎病毒携带的情况

梅毒血清检验

①时程：26~30周

②目的：借以筛选出可能或已罹患梅毒的准妈妈

③结果：血清检验呈阳性反应者，需经由更精确的检验，如TPHA 来确定诊断

乙型链球菌（Group B Streptococcus）筛查

①时程：35 ~37 周

②目的：用棉签采取外阴部及肛门周围分泌物检查，经细菌培养方式，检验母体产道附近是否有乙型链球菌

③结果：如果检验出乙型链球菌的话，准妈妈在入院待产时会接受预防性抗生素治疗，以降低胎儿经过产道受到细菌感染的危险

产检自费项目列表（台湾地区）

产检自费项目	大约收费（新台币）	目的
水痘抗体	IgG 300 元 IgM 1200 元	检验母体是否有水痘抗体
住血原虫抗体（弓形虫抗体）	IgG 770 元 IgM 1200元	检验母体是否曾感染过住血原虫（弓形虫）症
第一孕期唐氏症筛检 ①母血亲检验 ②胎儿头部透明带超声波	1000~1400 元 1000元	检验胎儿罹患唐氏症即出现三套18 号染色体异常的风险
第二孕期母血亲唐氏症筛检	1100 元	检验胎儿罹患唐氏症的风险
高层次超声波（或胎儿心脏超声波）检查	2 200~3 000 元	检查胎儿有无重大畸形存在

续表

产检自费项目	大约收费	目的
3D/4D 立体超声波检查	3000 元	胎儿表面成像摄影；也可以辅助检查某些胎儿先天性畸形
50g葡萄糖耐受试验（妊娠糖尿病筛检）	65元（含糖色）	筛检有无妊娠糖尿病
100g葡萄糖耐受试验	230 元（含糖色）	确认有无妊娠糖尿病
乙型链球菌筛检	300 元	筛检母体外阴部及肛门附近有无乙型链球菌
一般产科超声波［注：健保（台湾地区的医保体系）目前自产检过程中只给付一次超声波检查］	550 元	检查胎儿大小、羊水量；胎位及胎盘位置

注：上述费用以新台币定价，仅供参考。

医生叮咛你

怀孕期间可以养宠物吗？

"狗"对准妈妈来说，应该没有健康上的伤害，"猫"就可能是个问题。其一是住血原虫病（别名叫弓形虫病），这种寄生虫寄生在某些猫身上，透过排泄物传染给孕妇，再传给发育中的胎儿。事实上，这种情形发生的机会不大，大部分的人类终其一生，也可能碰到这种寄生虫而产生抗体。如果你养了猫，又很担心这种状况，建议可以做血液检查，看是否对这种病菌免疫，如果是的话，那就不用担心。还有，请兽医检验一下你的猫是否带有住血原重病菌，如果有的话，请他人清理猫的粪便。

第三节

怀孕期间的运动

一、孕妇可以做的运动有哪些？

传统上老一辈的人都会希望产妇们能不动就不动，最好是在家待产9个月，可是，时代变迁了，这个观念也该改变了。怀孕的产妇到底可不可以运动呢？大部分的医生都会希望孕妇每天都可以有适度的运动，不但会让生产更为顺利，也会让宝宝和产妇都比较健康。但是何谓适度呢？这个就比较依赖医生的智慧和经验了，基本上来说，适度的伸展和轻度的有氧运动对孕妇来说，都是很好的，所以怀孕时去散散步、做做瑜伽等，都是不错的活动。

 哪些"运动"产妇不能做呢？

以下这些运动孕妇在怀孕期间应该尽量避免：

1. 避免会危害胎儿的运动，例如潜水或需平躺在地板上进行的体操。
2. 避免容易跌倒的运动，例如滑雪或足球运动。
3. 避免会对关节造成伤害的运动，例如慢跑或跳绳。
4. 避免会急速造成身体改变方向的运动，例如羽毛球及网球。
5. 避免竞技性的运动，因为容易导致大家有"要赢"的念头，做出超出负荷的动作，造成母体受伤，影响胎儿安全。

二、适合孕妇的日常活动

怀孕的时候到底可不可以运动呢？在传统的观念里，孕妇常会被老一辈的长者告知要"少动、多休息"，以免动到胎气！但其实只要量力而为，如果在怀孕前就有保持规律运动的习惯，在怀孕后还是一样可以持续运动。即使怀孕前你没有运动习惯，在怀孕过程中做做伸展操，让身体保持在最佳的柔软状态，将有助于分娩。只不过运动前记得先和你的医生讨论一下身体状况是不是适合，再评估运动的可行性和难易程度。

根据美国妇产科学院的建议，有下列情况的准妈妈们并不适合在怀孕过程中做运动，我们将这些禁忌分为绝对禁忌与相对禁忌两大类；但是有相对禁忌情况的准妈妈们，并不表示就不能从事任何轻度活动如散步等，不妨和你的医生讨论一下，挑选出最适合自己做的轻量活动。

孕期运动的禁忌

绝对禁忌	相对禁忌
患有心脏病 患有局促性肺部疾病 子宫颈闭锁不全 多胞胎 胎盘早期剥离 前置胎盘 有早产症状 有破水现象 患有子痫前症	严重的贫血 未经仔细评估过的心律不齐 肺支气管炎 控制不良的糖尿病、高血压、癫痫或甲状腺疾病 极度肥胖或体重过轻 胎儿有生长迟缓现象 烟瘾很大的孕妇 怀孕前几乎不运动的孕妇

准妈妈"运动"的基本原则

真的要开始运动的时候你一定也会犹豫，运动有这么多种，到底该挑选哪一样来做？其实我常在门诊中建议准妈妈们，只要把握几项原则，你也可以挑选到最适合自己的运动。而以下几种运动，则是你在怀孕期间应该尽量避免的运动。

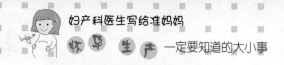

孕妇应避免的运动

a. 避免会危害胎儿的运动，例如潜水或需平躺在地板上进行的体操。

b. 避免容易跌倒的运动，例如滑雪或足球。

c. 避免会对关节造成伤害的运动，例如慢跑或跳绳。

d. 避免会急速造成身体改变方向的运动，例如羽毛球及网球。

e. 避免竞技性的运动，因为容易导致大家产生"要赢"的念头，做出超出负荷的动作，造成母体受伤，影响胎儿安全。

毕竟怀孕期间不同于一般身体状况，除了要带球跑会造成身体的负担之外，怀孕容易引发的其他症状，也要一并考虑。最适合孕妇的运动包括散步、平地快走、骑健身房专用的固定式脚踏车、轻松的伸展运动以及游泳等。现在也有愈来愈多的孕妇尝试"孕妇瑜伽"呢！这些都很不错。另外在运动时还是要注意穿着的适合度，借以减低运动伤害或中暑等症状的发生率。

孕妇运动须知

a. 孕妇运动时应穿着有保护作用的运动鞋及内衣，质地以较为吸汗、舒服、宽松的为主。

b. 避免在运动中被周围的器物或他人弄伤。

c. 运动过程中若有任何不舒服，应该立即停止。

d. 运动前、后1小时勿进食。

e. 运动容易让人亢奋，反而不易入睡，所以睡前1小时不要剧烈运动。

f. 孕妇空腹太久可能会引发低血糖症状，如头晕、发抖，此时运动身体会受不了，不妨吃一点东西之后再进行温和的活动，如散步等。

g. 注意运动环境的温度与通风状况，以免身体脱水或导致体温过高。

如果你出现下列情况，请你立即停止运动。如有必要，请尽快就医。

必须立即中止运动的症状

a. 阴道出血。

b. 运动前出现呼吸困难的现象。

c. 头晕、头重脚轻、晕眩。

d. 头痛。

e. 胸痛。

f. 肌肉软弱。

g. 子宫收缩。

h. 胎动减少。

i. 破水❶。

医 生 叮 咛 你

"美国妇产科学院"的运动处方！

1. 利用心跳率❷决定运动强度，而运动强度以达到心跳率的60%~70%为原则。
2. 养成每天持续30分钟以上的运动习惯。
3. 在运动前、中、后的3阶段要尽量补充水分，以免体温过高。
4. 避免跳跃、震荡性以及含有改变方向的运动。
5. 避免在炎热和闷热的天气下运动。
6. 怀孕4个月后，禁止做背部仰卧运动。

---

❶ 破水

破水指的是羊水流出阴道的症状，必须立即到医院就医！

❷ 心跳率

计算心跳率的公式有很多，最简单的方法就是：最大心跳率＝ 220 －实际年龄。例如你现在是30岁，那就是220 － 30岁，也就是说你的最大心跳率为190下／分钟；而适合孕妇的运动强度则最好控制在每分钟心跳为114~133下。

实证医学怎么说?

1）根据2002 年Cochrane Database Systemic Review 分析10 个临床研究（涵盖688 位孕妇）的结果，健康而且没有怀孕并发症的孕妇，在怀孕期间每周至少从事2~3 次有氧运动可以改善体能状态以及自我形象。

但除此之外，并没有足够证据显示会对胎儿或母体造成伤害；也没有足够证据显示可以改善产程的进展，减少剖宫产的机会，或有比较好的怀孕结果。

2）研究报告指出，罹患妊娠糖尿病的孕妇在怀孕期间从事适度的运动，可以有效地控制血糖。对肥胖的妇女而言，运动也可以降低妊娠糖尿病的发生。

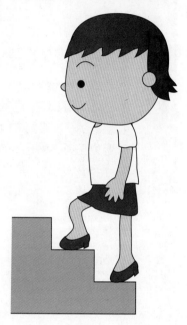

参考资料:

1. Cochrane Database Systemic Review，2002，2; CD φφφ18φ.

2. American Journal of Obstetrics & Gynecology，1989，161: 415−419.

3. American Journal of Epidemiology，1997，146: 961−965.

第四节

怀孕期间的性生活

一、怀孕期间如何维持性生活？

很多人担心怀孕期间进行性行为会伤害妈妈的身体或危及宝宝，其实如果没有触及医学上的禁忌，目前并没有充分的证据显示性行为会导致孕妇早产、出血、流产或感染等问题。

和谐的性生活除了可以增加夫妻间的亲密感，对于准妈妈来说，怀孕只是肚子里多了一个宝宝，并不代表她的性欲也会停止。甚至有些准妈妈还会因为激素的关系，性欲远比平常来得更加高昂，所以刻意去压抑性欲，其实是不必要的。

怀孕期间是不是可以有性生活呢？许多夫妻都对这问题感到很害羞，其实答案是可以的，而怀孕期间的性生活要特别注意的是要让产妇感到舒服、采取不会压迫到肚子或其他器官的姿势为主。太过激烈的动作一般都不适合，尽量采取温和、舒缓的动作。另外，我会建议爸爸们还是要配合戴安全套比较好，除了杜绝因为多重性伴侣感染性病，影响宝宝之外；戴安全套也可以防止精液中所含的"前列腺素"刺激子宫收缩，诱发早产。

Q&A 怀孕期间能有性生活吗？

很多准妈妈怀孕了，想问却又不敢问的就是"性生活能不能够再继续？"如果继续的话，会不会影响宝宝的健康或发育？事实上，和谐的性生活不管对于准妈妈还是爸爸来说，都有它不可或缺的重要性！

因此在怀孕期间，性生活根本是不需要停止的，不过也因为这段时间属于非常时期，妈妈和宝宝的健康可以说是我们必须要多加照顾的对象；所以性生活虽然能继续，却是有一些问题还是要注意，例如避免压迫到孕妇的肚子、动作不宜过度激烈等，而这些注意事项也绝对需要另一半的体贴和配合才行。

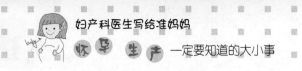

二、有下列情况，建议暂停性生活

对于健康的准妈妈来说，性生活不会有不好的影响；但是当准妈妈有下列几项状况时，最好暂停性行为，或是先请教你的妇产科医生。一般说来，若是有以下几种情况，我建议避免性生活较佳！

应避免性生活的孕妇

a. 医生怀疑孕妇有前置胎盘的可能。

b. 有流产或早产的可能时。

c. 有破水的可能。

d. 性行为会感到疼痛。

e. 性伴侣有性传染病。

f. 子宫、阴道产生间歇性或持续性的出血。

g. 子宫异常或子宫颈闭锁不全❶。

h. 子宫有收缩状况，或子宫颈口已经开始扩张时。

i. 孕妇曾经或目前有早产或其他产科并发症的可能时。

j. 孕妇患有重大内科疾病，如心肺功能不良。

想要在怀孕期间享受美好的性生活，又要确保准妈妈及宝宝的安全，在怀孕初期、中期和后期各有不同的注意事项。

三、妊娠初期适合的性生活

一般说来，在怀孕初期的3个月内，子宫因为还在骨盆腔内，腹部也还没隆起，所以一般正常的性交体位都还可以使用，只要把握不会压迫到孕妇腹部的原则就可以了。所以并没有绝对不宜的姿势，只要保持轻柔，让准妈妈感到省力即可，像是"侧卧位""后臀位""腹部支托式"等，都常建议采用。

怀孕初期通常是准妈妈最难适应的时期，尤其对第一次怀孕的准妈妈更是如此。因为怀孕前3个月伴随而来的害喜、恶心、呕吐和疲倦感，常常会让准妈妈们对性生活没有兴趣，这一点另一半可得要特别体谅。

------

❶ 子宫颈闭锁不全

　　指的是在受孕后14~24周，母体发生不自觉的子宫内口颈扩张而引起胎膜破裂的现象；通常流产前，母体并不会感到有子宫收缩的现象，与一般早产的疼痛是不一样的。

22

除此之外，很多人认为怀孕初期还未稳定，在台湾甚至习惯怀孕满3个月才会正式对外宣布。事实上妊娠前3个月，胚胎正处于发育阶段，特别是胎盘和母体子宫壁的连接在这个时候还不够紧密，如果进行激烈的性行为，很可能因为动作不当或过度兴奋，使子宫受到震动，导致胎盘脱落、出血，甚至造成流产。所以这个阶段若一定要进行性行为，可得万分小心才行。

此时应避免阴茎插入过深，以免造成子宫出血；若行房后有阴道出血的情况，则建议立即停止性行为、并尽早就医检查。而在怀孕初期，平时常用的大部分性交姿势仍可以使用；只是提醒一下准妈妈在另一半插入后，最好试着伸展双腿，以免因为太深入，造成刺激或压迫。

四、妊娠中期适合的性生活

怀孕初期伴随而来的不适及不安，都会在怀孕进入第4个月之后逐渐改善。不少准妈妈在这时候会发现自己的性欲突然明显增强，甚至比怀孕前更容易享受高潮与性爱的乐趣。加上怀孕4~7个月时，胎盘已经形成，胎儿的状况也较稳定，爸爸妈妈们在心情上也不再那么害怕或紧张。但虽然如此，还是要建议大家多注意性行为进行时的体位，因为在这个阶段，孕妇子宫里的羊水量增多，胎膜的张力逐渐增加，这时候最重要的就是维护子宫环境的稳定。如果性行为次数过多，或是用力较大，常压迫孕妇腹部的话，胎膜很可能提早破裂，脐带也有可能从破口处脱落至阴道甚至外面，影响胎儿营养及氧气的输送，或是可能会造成子宫腔的感染，对胎儿相当不利。

在怀孕中期，"骑乘位""面对面"背对面的"侧交"或是"后背位"都可使用，其中又以背对面的"侧交"姿势最为轻松省力，较不会压迫到孕妇的肚子，也不易因太过深入造成刺激。如果采用正常位，则要小心不要压到肚子才好，因此像是"男在上、女在下"的性交姿势都应尽量避免。

五、妊娠后期适合的性生活

准妈妈到了怀孕后期，因为肚子变大的速度快，行动会愈来愈慢，也使得性生活变得更加困难；再加上子宫比怀孕中期容易收缩，腰部也会常常酸痛，这时候的身体已经到了完全为生产做准备了，子宫有任何刺激都会不舒服，所以性行为的次数往往该减少，甚至停止，这时另一半可得要特别体谅才行唷！

不过，夫妻间的亲密关系当然不只是性行为本身，即使暂时得"停机"，另一半温柔的爱抚、体贴和语言都是很棒的沟通，不但能抚平怀孕后期带来的

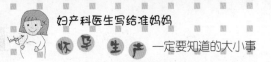

不适，也能让准妈妈心情变得开朗。

如果还是想要有性行为，建议一定要轻柔、和缓，完全配合准妈妈感到舒适的姿势，而且爸爸千万不要插入太深，务必戴安全套，避免日渐扩张的子宫颈口受到细菌感染，或是因为精液所含的"前列腺素"诱发子宫收缩，导致早产。

因高潮导致的子宫收缩，与分娩前不规则性子宫收缩一样，并不会伤害胎儿，但仍应避免阴茎插入过深。性交的体位仍以"背对面"侧卧的姿势最好。如要用"面对面"的侧卧姿势，则记得两人所成的角度一定要够大，才不至于撞到孕妇的肚子；而无论什么体位，都要控制结合的深度。

实证医学怎么说？

理论上，怀孕期间进行性行为可能会因阴茎的深入刺激子宫下段、女性高潮时"催产素"的分泌、精液中"前列腺素"的刺激，以及可能因病菌的感染而增加早产的风险。

然而事实上，针对健康的孕妇所进行的研究显示，在怀孕中后期（23~36周）每周有超过一次的性行为，并不会增加早产的危险。

医 生 叮 咛 你

怀孕时脸上斑点会变多、皮肤也会变黑吗？

几乎所有的孕妇，在怀孕期间或多或少都会出现所谓"色素沉淀"的现象，造成这种现象的原因目前仍无法确定；不过据推测，可能是由于怀孕时体内雌激素与黄体素刺激黑色素作用的缘故。

一般说来常见的皮肤色素沉淀，多半从肚子正中间的下腹部到肚脐之间出现一条褐色的线，医学上称之为"黑线"。这条黑线可能向上延伸到胸骨，或向下延伸到耻骨阴毛的附近；另外，乳晕周围、乳头、腋下、外阴部、会阴部、大腿内侧的皮肤颜色也有可能会因此变深。

大约有75%的孕妇在脸颊有大小不一的褐斑，有些人在脖子、下巴、上额等部位也会出现，这是最困扰孕妇的面子问题，这和基因遗传、化妆品使用、日照等都有关。怀孕期间尽量避免日照可以预防及减缓症状，产后1年内多半会逐渐褪淡，但真要回复到怀孕前的白皙，可能不太容易。

参考资料：

1. American Journal of Obstetrics & Gynecology，1993，168: 541−549.

2. Obstetrics & Gynecology，2001，97：283−289.

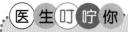

怀孕期间可以搭飞机旅行吗?

怀孕期间较安全以及理想的度假时机,是在第4~6 个月之间。因为在前期你可能会太累或太想呕吐,以致无法享受度假;而在后期又可能因为身体不舒服而影响玩兴。

在怀孕的最后几个月不要搭飞机:美国国内航空法规限制孕妇在怀孕的最后4周(从第36 周开始)不得搭乘飞机,其他国家航空法规禁止怀孕35 周以后搭乘飞机,不过台湾地区各家航空公司规定不同,可洽询医生或是各航空公司。

孕妇在怀孕期间搭乘飞机要注意以下几点:

第一,让自己有个舒服的姿势。要求坐在飞机上较前面的位置,不只是因为前面的空气流通较好,而且上下飞机也比较容易。其次,尽可能抬高你的脚,并在飞行期间多走动,以防脚肿胀。在长途旅程时,不论你做了多少的预防措施,你的脚会肿大。一旦你脱鞋后,很可能因为脚肿而无法再穿上,所以一定要确定鞋子最好是宽松的,穿拖鞋也行。

第二,多喝水。飞机上的空气,会使嘴巴及鼻子里的黏膜变得很干燥,严重时甚至会导致脱水,因此在上下飞机或搭乘飞机时,应多喝不含咖啡因及酒精的饮料。

第三,保持空气湿润。干燥的空气,除了会让你的鼻子感到不舒服,也会导致脱水,除了多喝水补充水分外,可利用呼吸一杯热水发出的蒸气,来让鼻子保持湿润。

第四,旅行前先向医生咨询。和医生讨论以确定自己没有任何早产或是其他症状的危险,例如:子痫前症、高血压、糖尿病、多胞胎、子宫颈闭锁不全、流产先兆等。许多妇产科医生都不鼓励过去有过上述症状,或多次早产情况的妇女在怀孕的最后3个月搭乘飞机,或是作任何长途旅行。

除此之外要注意的就是,孕妇要特别注意不要伸手去拿头上置物箱的沉重行李,以避免过度使用某些肌肉,因为怀孕期间并不适合做肌肉的拉扯动作。至于有人会担心机场的X光机是否会伤害宝宝,其实大部分机场内的掌上型安全扫描器或由步行通过的安检机器,都会散发出低量的超声波,它们并非像医院的X 光机含有潜在危险离子化辐射波,原则上是安全的。

第2章

产检项目与分娩注意事项

完善的产前检查可以照顾好准妈妈与胎儿两人的健康与安全，同时也能预防与治疗异常状况。不过，做了半天，准爸妈可知道这些检查的意义与目的到底是什么吗？请大家仔细地阅读本章节，就能够让你对产检有更基本和正确的了解，更欢喜地迎接宝宝的到来喔！

◆ **怀孕初期的照顾与产检**

◆ **怀孕中期的照顾与产检**

◆ **怀孕后期的照顾与产检**

◆ **临盆与分娩**

第一节

怀孕初期的照顾与产检

一、怀孕初期的不适与缓解

怀孕固然是件喜事，怀孕伴随而来的种种不便，也考验着每一位准妈妈。随着怀孕周数的进展，母体的变化也不一样，先了解每一个时期身体可能会发生的改变，将有助于准妈妈们更能掌握身体的不适喔！

Q&A 孕妇一定会害喜吗?

有50％~90％比例的孕妇会在怀孕早期出现害喜的现象，所谓的"害喜"，就是孕妇出现恶心感，情况严重的孕妇甚至会一整天都感到想呕吐、反胃等。尤其集中在第5~6周出现，而以第9周的前、后最为严重，但是到了第16~18周之后，症状就会逐渐缓解。

也有不少准妈妈们用餐过后会出现胸口闷、不停打嗝的现象，或是每天都觉得没有睡饱，因为这时期的准妈妈们，睡眠状况会和刚出生的小宝宝很像，熟睡期间变短，而浅睡期间拉长，再怎么调整，睡眠品质依旧或多或少都会受到影响。

别担心！怀孕初期固然是怀孕3个阶段中最让人感觉不舒服的一个过渡时期，但是只要用对方法，仍然有办法改善这些恼人的症状喔！

二、第1孕期（怀孕4~12周）的身体状态

在临床上，我们一般习惯把整个怀孕过程区分成3个孕期，时间大约各以3个月作分隔，分别称为第1孕期（怀孕4~12周）、第2孕期（怀孕13~28周）及第3孕期（怀孕29~40周）。不过请大家注意！我在这边提到的怀孕周数，指的是最后一次月经第1天算起的日子（或超声波检查后校正过的周数）。因为这是一般妇产科医生常用的说法，用来方便准妈妈们和医生之间沟通使用。

在怀孕第5周开始到第10周为止，我们称这段时间为"胚胎期"，这时候你可能会发现自己的月经过期没来，同时因为怀孕而逐渐增加的激素，也会让身体隐隐约约地接收到一些"怀孕"的讯息，让你感觉到自己可能是怀孕了……而在这段怀孕的初期，准妈妈们身体最明显的感觉就是害喜、饮食口味改变、肚子不适（例如轻微胀痛或抽痛）以及容易倦怠等。而这些状况该如何处理，我都会在接下来的章节中，陆续为大家介绍。

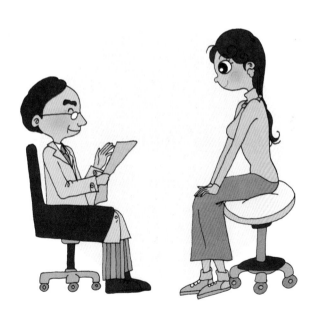

1. 害喜——孕妇面临的头一个困扰

在怀孕初期，大家最清楚的征兆通常就是害喜。而所谓的害喜，就是孕妇在白天或晚上出现轻微的恶心感，情况严重的孕妇甚至会有一整天都在呕吐、反胃。害喜现象的发生，据推论可能是怀孕初期体内"人类绒毛膜促进素（hCG）"这种激素作祟的缘故。其实有50%~90%比例的孕妇会在怀孕早期出现害喜的现象，尤其集中在第5~6周出现，而以第9周前后最为严重，但是到了第16~18周之后，症状就会逐渐缓解。

另外，不少准妈妈们在用餐过后会出现胸口闷、容易打嗝或胃酸逆流的现象，这是因为激素（主要是黄体素）的变化，导致消化道肌肉松弛，减缓消化道蠕动的速度，使食物停留在胃中的时间变久，造成更多胃酸囤积在胃当中，也就会产生所谓的"胃食道逆流"。

还有，怀孕的周数越长，对孕妇的睡眠品质也越有影响。有些准妈妈们上了一天班，身体实在是很累了，但身体中激素为了肚子里头的小宝宝生长，必须24小时不停地工作，因而让你感觉每天都没睡饱。甚至出现倦怠感，特别容易累。

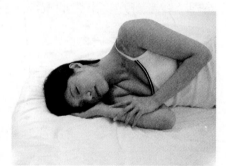

不过，别担心！怀孕初期固然是怀孕3个阶段当中会让人感觉不太舒服的一个过渡时期，但是只要用对方法，仍然有办法改善这些恼人的症状！

2. 如何克服害喜的症状？

很多准妈妈们一旦发生害喜症状，除了身体难受，心里也担心因此无法吸收足够的营养供给宝宝。其实在胚胎期，胚胎从母体攫取的养分有限，另外，胎儿也有本事将妈妈吃进去的食物养分优先取走，借以作为成长食用。因此尽管妈妈再怎么害喜、孕吐不止或是食欲不好……宝宝还是能够稳定地持续成长，发育苗壮。但是，还要再提醒大家注意几个原则，只要充分掌握并且认真执行，就能减轻害喜的不适，也无须担心吃进去的食物没有吸收到营养啰！

（1）选择易消化的食物。

吃容易消化的食物，如：碳水化合物、蔬菜及水果，不要吃难以消化的食物，如：油炸、油腻或是辣的、易刺激肠胃的食物。

（2）**少量多餐。**

早上会有害喜症状，通常都是因为准妈妈们胃中的食物已经消化一空，所以建议你从怀孕开始，要改变以往一日3餐的方式，最好是少量多餐，而每一餐的食物营养要足够。

（3）**多喝水。**

严重的害喜、呕吐，可能会造成身体脱水或电解质不平衡，对妈妈和宝宝都不好；补充足够的水分，可以防止因剧烈呕吐所造成的水分流失，也能防止妈妈产生便秘。

（4）**穿着宽松衣服。**

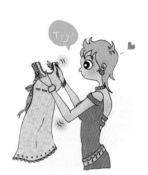

穿着宽松的衣服，减少腹部的压力，也可减少反胃的感觉。

（5）**尽量避开让你觉得恶心的食物，多吃一点你喜欢或是让你觉得舒服的东西。**

（6）**维持家里及工作场所的空气流通，远离烟味或油烟味。**

3．如何克服胸闷的症状?

孕妇常会有胸闷的感觉，主要还是因为胃部不适所造成，所以想要改善准妈妈餐后胸闷不适的情况，只要把握以下几个原则，就可以减缓不适。

（1）**少量多餐。**

和改善害喜的方法一样，少量多餐也可以减轻胃的负担，不会使胃酸分泌过多。

（2）**餐后站立、走动。**

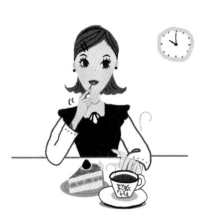

吃饱饭后不要马上坐下或躺下，保持至少20 分钟的站立，或是慢慢地走一走，加快食物通过胃部的速度，可以减轻胃部的负担。

（3）**避免吃加速胃逆流的食物。**

尽量不要食用会引起胃食道逆流的食物，像是辛辣、油腻、高油脂的食物，或是橘子、番茄、木瓜、菠萝等这类的水果。

（4）**饭前喝杯温牛奶。**

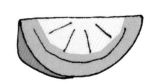

饭前喝杯温牛奶，借以在胃壁上形成一层保护膜，也有助减少胃酸分泌，引发胸闷不适。

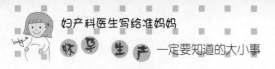
（5）减少汤汤水水。

吃饭时不要喝过量的流质食物，像是开水、饮料或汤等，也可以避免胃部感觉过饱，借以减少胃部的负担。

（6）如果胃酸逆流的状况严重，吃点含制酸剂成分的胃药也可缓解症状。

4. 如何改善睡眠质量？

如果身体的变化让你很难睡得好，建议你不妨利用适度的伸展运动来放松身体，或是用改善睡眠环境的方式来尝试看看，都能让你每天晚上睡得又香甜、又美好。

（1）睡前做一些轻缓的运动。

睡前做剧烈运动会妨碍睡眠，改做适度的伸展运动，帮助自己放松，有助于入睡。

（2）帮助放松的方法。

像是淋浴、听舒服的轻音乐、请先生轻轻按摩等，在睡前选择可以让自己放松的方式，帮助你带着好心情入睡。

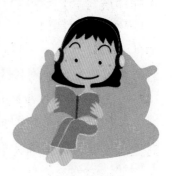

（3）睡前吃点点心。

在睡前吃少量富含氨基酸的食物，像是乳制品或瘦肉等；另外，吃少量的全麦制品或水果，也能防止半夜因胃部没有食物而被饿醒。

（4）至少花半小时预备入睡。

现代妈妈的生活较紧张，在入睡前，至少给自己半小时的预备时间静下心来或做放松的运动，千万不要把工作和生活中的烦恼事带上床。

怀孕初期孕妇的必须营养素

营养素	补充理由	代表食物
蛋白质	提供宝宝身体各部位器官成长的养分	鱼肉、大豆制品、乳制品
钙、铁质	避免孕妇贫血	乳制品、牛肉、菠菜
维生素A	帮助宝宝神经系统的正常发育	红萝卜、南瓜
叶酸	帮助宝宝脑部发育	肝脏、肾脏、花菜及酵母
锌	缺乏锌容易产生疲倦感，甚至引发早产	牡蛎、虾子、猪肉、肝脏、蛋、牛奶、豆类、小麦胚芽

5. 怀孕初期，如何补充营养?

怀孕的头3个月是宝宝发育的重要阶段! 在这个时候，宝宝的五官、心脏及神经系统均已开始成型，所以除了均衡的饮食，足量地补充蛋白质、矿物质及维生素，对胎儿的成长发育绝对有必要。

虽然准妈妈们此时需要补充适量的营养素，不过最需注意的还是钙、铁质及叶酸及维生素A的摄取。这些营养素不仅可以预防孕妇贫血，还能帮助胎儿神经系统的正常发育。另外提供孕妇足量的锌，也可避免孕妇因为怀孕初期缺乏锌，因而产生的倦怠及早产的情况。

6. 怀孕初期（4~12周）的产检项目

我建议怀孕的妇女自从怀孕第1个月起尽量在比较安静的环境下入睡，除了噪声的打扰，也可避免孕妇因噪声产生恐惧及压力。在饮食方面，应多吃营养价值较高的食物，并且一定要煮熟，绝对要避免吃生冷的食物。说穿了，怀孕使身体容易疲倦、想睡觉，而在这种身体感觉比较劳累的状态下，多休息自然是最有助胚胎发育的方法。

然而，现今职业妇女比例增加，妇女朋友不会因为怀孕而能避免工作压力或是紧绷的生活形态。但是因为身体疲累让产妇无法集中注意力，所以必须时时注意安全，以免因为不小心而导致发生意外，提高早期流产的发生率。

孕妇在怀孕初期（4~12周），哪些产检项目是一定要做，而且还可从中窥探胚胎正常与否的呢? 下一页的表格所介绍的产检项目，就请你们这些准妈妈们一定要看仔细喔!

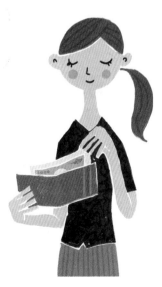

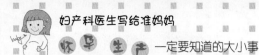
第1次产检项目（第6~8周）

检查项目	检查说明
A. 确认怀孕	验尿确定是否怀孕
A. 过去病史	确定有无过敏药物病史、动过手术、家庭病史、旅游史、有无养宠物、孕妇病史、本胎不适症状等
A. 身体理学检查	测量身高、体重、血压
A. 血型及一般血液学检查	检测 RH 血型、ABO 血型、地中海贫血筛检、血小板
A. 血清抗体检查	检验有无艾滋病、梅毒、德国麻疹抗体
A. 尿检	检查是否有尿蛋白，尿糖现象
B. 阴道微生物培养	检查是否有淋病、披衣菌感染
B. 阴道内诊	了解孕妇的子宫、卵巢及外阴部是否有异常现象
B. 子宫颈涂片细胞检查	排除子宫颈病变的可能性
B. 超声波检查	确定是否为子宫内孕，并且确定怀孕周数、胎儿数

第2 次产检项目（第10~12 周）

检查项目	检查说明
A. 体重、血压	怀孕1~3 个月，准妈妈体重增加1~2 kg
A. 尿验	测量尿糖、尿蛋白
A. 胎心音	使用"多普勒胎心音监测器"或"超声波"检查胎儿有无心跳
A. 检视有无脚水肿、静脉曲张现象	
B. 第一孕期唐氏综合征筛检	测量胎儿头部透明带，或是合并筛检第一孕期母血

附注：A 为例行性检查；B 为选择性检查（医生视情况需要，建议产妇的检查）。

第二节

怀孕中期的照顾与产检

一、怀孕中期的不适与缓解

　　怀孕中期虽然害喜现象没有了，但还是会让许多孕妇感觉这里不舒服、那里不舒服。常见的症状像皮肤变差，脚因为水肿而让平时穿的鞋子变得很紧，甚至还有人会因为怀孕导致失眠……而这些症状对于某些孕妇来说，真的就是比天塌下来还要严重的惨事呢！

　　不过当你看到这里时，请不要太过担忧，因为有统计数字显示，大多数的准妈妈们会比第1孕期感觉舒服些，害喜的现象改善后，心情也会渐趋稳定许多。

 宝宝在第2 孕期已经可以听到声音了吗？

　　当怀孕进入中期，也就是从第4~7 个月的时候，就是宝宝快速成长的时期！这时他的身长会从怀孕第3 个月时的不到6cm，发展到1个月长6~7cm，而且这时候胎儿的器官持续发展形成，心脏血液循环开始运作，脸部特征也逐渐明显起来，而这些发育状态都能够在超声波下看得一清二楚。

1. 待宝宝满5 个月（20 周）时，准妈妈会感觉到子宫像一个哈密瓜，这时候小宝宝的双腿大小已经有如成人的小指头，体重约340g，身长20~25 cm。
2. 满6 个月（24 周）时，宝宝持续成长，头发慢慢长出来；直到7 个月，也就是28 周，宝宝成长的速度会变得更快。
3. 从第18~20 周开始，准妈妈会开始感觉到胎动。随怀孕周数增加，胎动的感觉也会越来越明显。胎儿的看、听、嗅及味觉都开始逐渐发展，对声音和触觉也会有反应。

二、第2孕期（怀孕13~28周）的身体状态

门诊中常有一些准妈妈们反映，在进入怀孕第2周期（怀孕13~28周）时经常会感到头晕，大家还会以为自己是不是营养不够或贫血呢？其实这是因为变换姿势或长时间坐或站才会发生的姿势性低血压及直立性低血压；当然也有可能是因为血糖过低或是贫血，这些都是需要经过诊断才能确诊的。

另外因为激素的影响，准妈妈的皮肤在这个时候或多或少都会产生变化，例如发现自己突然变得油光满面，甚至冒出许多青春痘，让许多上班族妈妈困扰不已。有些准妈妈们甚至还会因为黑色素作祟，脸上开始长出许多黄褐色的雀斑，而这些状况我们在临床上一般均称为"怀孕褐斑"。

还有就是支撑全身力量的脚部，因为水肿的关系需要换比较大号的鞋子；有些准妈妈也会产生静脉曲张，使自己连路都走不好，真可称得上是"举步维艰"啊！至于孕妇的睡眠问题，随着宝宝逐渐长大，肚子压迫到膀胱进而容易有"频尿"的状况；加上孕妇肚子变大，需要尝试不同的睡姿才会找到舒适点，而这层困扰也会让准妈妈们翻来覆去睡不着……

1. 如何克服头晕、虚弱的症状？

其实针对孕妇头晕的状况，准妈妈们最好还是配合医生找出原因，接着再对症下药，如此一来才能够做到最完备的改善。而一般说来我们在临床统计上，最常碰到的头晕状况大致有以下3种起因：

（1）持续性害喜——情况不会持续太久，无须担心。

如果你发现进入第4个月依然有轻微的害喜现象甚至头晕，那就表示为时不会太久，对你和胎儿的健康基本上没有影响。但是如果这样的害喜症状愈来愈剧烈、明显，记得千万不可轻视，必须立即就医治疗。

（2）低血压性头晕——别固定一个姿势过久，有助减轻症状。

若是因为低血压而引起的头晕，建议准妈妈们在大动作变换姿势时，例如上完厕所要起身时，一切都要慢慢来；当下如果感觉头晕的话，记得扶住稳定的物体休息一下，不要马上强迫自己行走。再者像是必须长时间坐着

或站着的准妈妈们，即使工作需要，也千万不要忘了每半小时动一动、换个姿势，舒缓一下紧张的身体。

（3）血糖低、贫血——补充铁剂，舒缓症状。

至于血糖过低或贫血引起的头晕现象，记得不管怀孕期间饮食嗜好改变了多少，营养均衡还是最重要的。通常孕妇要是因为血糖过低引发的头晕现象，都会在调整饮食之后就逐渐改善；而贫血的话，则要多补充富含铁质的食物，或是补充铁剂。

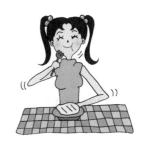

2. 如何克服皮肤变差的症状？

孕妇因为激素影响导致皮肤变差，有时候即使你再怎么勤加保养，状况却总不见得会有什么明显的改善，其实这些状况说穿了还真的得等到分娩结束后才会自然好转。但爱美毕竟是女人的天性，如何避免这些现象变得更严重？以下提供几个变通方式，希望有助于你适时地改善症状，让心情能够更愉快一些。

（1）脸部泛油——清洁、保湿是唯一改善方法。

关于脸部常常泛油的问题，尤其对于夏天怀孕的准妈妈，更是苦不堪言。如果真的无法忍耐这样的状况，建议你不妨选用质地温和的洗脸产品来清洁脸部；但一天不要洗太多次，洗完脸后还要记得保湿，喷一些矿泉水让脸部保持湿润，但不要再擦上油脂成分高的保养品。若在不方便洗脸的场合，随身携带吸油面纸，也可以免除脸泛油光的尴尬。

（2）青春痘——孕妇长痘子是短暂的状况。

请记住：怀孕时期的青春痘大都是短暂性的，孕期结束后自然船过水无痕。要经常保持脸部清洁，避免青春痘受到细菌感染形成痤疮；如有需要，经医生评估后，可以局部涂抹抗生素药膏来治疗痤疮。

（3）怀孕褐斑——做好防晒就能避免发生。

激素的影响，让孕妇脸颊斑会出现在前额、上颊鼻头和接近下巴的部位，某些皮肤较黄或较黑的准妈妈们，也会发现褐斑长在眼窝附近。最好的改善方法就是尽量避免日光的照射，即使出门也要做好防晒工作，一旦减少紫外线的伤害，就能防止已经长出斑点的部位产生更多的黑色素。

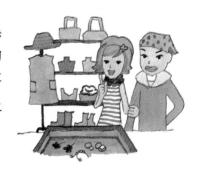

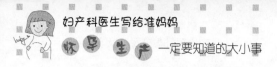
3. 如何克服脚部水肿、静脉曲张的症状?

对于每个准妈妈几乎都会遇到的脚肿问题,除了穿大一点的鞋子,让脚部有足够的活动空间之外,其实你也可以这样做,借以改善脚部的不适。

舒缓水肿的方法

a. 不管是坐或卧,尽可能抬高双脚。
b. 不要久站,记得让双脚多休息一下。
c. 常做足部运动,让脚趾头动一动,脚踝转圈动一动。
d. 不舒服的时候做一下脚部按摩,记得动作须轻柔,不要用力揉压。
e. 回家后可让双脚浸泡一下冷水,舒缓疼痛及肿胀感。
f. 穿棉质袜子,让脚部更透气。
g. 穿大小合适的鞋子,低跟、防滑的功能千万不能少。

下肢静脉曲张则是由于怀孕期间激素分泌,导致孕妇血管壁的肌肉变松弛,导致静脉扩张。再加上日渐膨大的子宫压迫到下腔静脉,使得静脉回流淤积下肢的状况更加严重。这时候不要用力揉压按摩静脉曲张的血管,免得引起血管更进一步的损坏,甚至引起血栓❶。

在怀孕期间很难避免的静脉曲张,若想在产后慢慢摆脱它,建议你坐着的时候尽量把脚抬高,睡觉时靠左侧躺卧;穿着较宽松的衣服,避免穿紧身衣裤,你还可以尝试以弹性袜来预防或改善静脉曲张的现象。

4. 如何克服失眠的症状?

想要改善怀孕中期的睡眠品质,最重要的就是要将会导致半夜醒来的因子全部改变。

如果是翻来覆去而醒来,那么就立刻换个睡姿,试着侧睡时在肚子下垫个

❶ 血栓
是一种因血管破裂,形成并附着于血管壁上的血凝块!当血管壁有损伤、血流滞缓及血液呈高凝状态时皆会形成。长期卧床或久坐不动,或是因受伤或感染所导致的血管损伤、妊娠期及激素(雌激素或避孕药)等状况,都会引发血栓。血栓是导致心、脑及外周血管病变的关键环节,更是瘫痪猝死的直接原因;严重时还会造成如心脏病发作、脑卒中、手足瘫痪或肺栓塞等重大伤害。

枕头，这样可能会比较舒服；如果是腿部抽筋让你醒来，在睡前别忘了按摩一下小腿，或是动一动脚部，可以预防半夜抽筋的现象发生；如果是消化不良引起的胸、胃灼热，试着把枕头垫高，保持上半身微微抬高的姿势，也会有所改善。

至于先天属于比较忧虑型的准妈妈，试着将全身放松后再入睡，若是勉强带着忧虑和烦恼去梦周公，半夜保证你仍会因为睡不好而频频醒来。

5. 怀孕中期的营养补充

第2孕期（怀孕13~28周）是胎儿发育成长过程当中的主要阶段，这段时间的准妈妈们应该要多多补充适量的铁质，借以帮助预防发生常见的怀孕期贫血现象。另外补充适量的B族维生素也很重要，因为它可是帮助母体及胎儿红细胞的形成的最大功臣之一呢！

另外像是矿物质的补充也很重要，例如钙质就是一例；因为母体摄取足量的钙质，有助于胎儿骨骼发育的正常喔！此外像是锌、锰等矿物质，也是有助于胎儿骨骼、神经系统及腺体发育的重要营养素！

6. 怀孕中期（13~28周）的产检项目

怀孕3个月（12周）的产检项目，主要都是例行的产检过程，例如测量孕妇血压、验尿，要注意的是孕妇的尿液中是否有蛋白尿或酮尿反应，同时得用超声波检查胎儿心跳和生长情况。

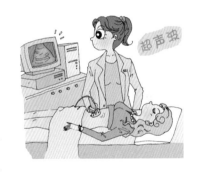

不过目前可在胎儿11~14周大时，利用"高解析度超声波"测量胎儿颈部透明带厚度。如果此时胎儿颈部透明带厚度>2.5mm，则表示胎儿染色体异常的概率相当高。如再配合"血中游离性乙型绒毛膜性腺激素"及"怀孕相关血浆蛋白（PAPP-P）"的浓度检查，更可筛检出约90%的胎儿异常症状，包括像是唐氏综合征、第18对、第13对染色体的异常胎儿等。

此外，目前台湾地区也在积极推广"先天性脊髓萎缩症"的诊断。先天性脊髓萎缩症❶发生的概率约1／30，诊断方法是抽取父母双方的血液，检查是否

---

❶ 先天性脊髓萎缩症

这是一种从脊髓"运动神经元存活基因"突变开始后，进一步发展到肌肉发生渐进性退化的疾病。患者慢慢地会无法梳自己的头发、无法走路、爬行和吞咽，最终会因无法呼吸而死亡。发病年龄从出生到成年皆有可能发生！

有SMA 基因缺陷的带原？如果有，则胎儿将有1／4的机会罹患此症，不过这也是自费项目，建议你不妨根据实际情况，选择是否要加做此项检测。而至于怀孕末期（13~28周）要做的产检项目大致有以下几项：

第3 次产检项目（第16 周）

检查项目	检查说明
A. 体重、血压	怀孕4~6 个月，准妈妈体重增加约每周 0.5 kg，总共5~7kg
A. 尿检	尿糖、尿蛋白测量
A. 脚水肿、静脉曲张	检视有无脚水肿、静脉曲张现象
A. 胎儿身长、体重	宝宝身长约 6.5 cm，体重约18g，大部分内脏器官都已形成
B. 第2孕期母血检验	
B. 唐氏综合征筛检（自费）	抽血做 hCG 、动情素、甲型胎儿蛋白（AFP）的检查
B. 羊膜穿刺术（自费）	检查染色体有无异常
B. 超声波检查（自费）	评估胎儿生长状况

附注：①A 为例行性检查；B 为选择性检查（医生视情况需要，建议产妇的检查）。
　　　②以上自费项目都是指台湾地区的健保体系，与大陆地区的医保体系不同。

第4 次产检项目（第20 周）

检查项目	检查说明
A. 体重、血压	怀孕4~6 个月，准妈妈体重增加约每周 0.5 kg，总共5~7 kg
A. 尿检	尿糖、尿蛋白测量
A. 胎心音	
A. 脚水肿、静脉曲张	
A. 测量腹围、宫底高度	简易评估胎儿大小
A. 超声波检查	测量胎儿大小，评估有无重大畸形（例如无脑儿）、胎盘位置、羊水量等
A.胎儿身长、体重	宝宝身长16~20 cm，体重350~400 g，所有内脏器官已形成

附注：A 为例行性检查；B 为选择性检查（医生视情况需要，建议产妇的检查）。

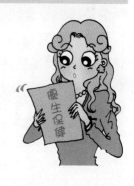

第5次产检项目（第24~26周）

检查项目	检查说明
A. 体重、血压	怀孕4~6个月，准妈妈体重增加约每周0.5kg，总共5~7kg
A. 尿检	尿糖、尿蛋白测量，观察hCG 分泌量是否过多或过少
A. 胎位、胎心音	为例行性检查，借以确知胎位是否正常
A. 脚水肿、静脉曲张	为产检完整记录，以便更了解孕妇的身体情况
A. 测量腹围、宫底高度	简易评估胎儿大小
A. 胎儿身长、体重	宝宝身长约33cm，体重约570 g
B. 50 g葡萄糖耐受试验	筛检有无妊娠性糖尿病

附注：A 为例行性检查；B 为选择性检查（医生视情况需要，建议产妇的检查）。

第6 次产检项目（第28~50 周）

检查项目	检查说明
A. 体重、血压	怀孕7~8 个月，准妈妈体重约每周增加0.5kg
A. 抽血（血清检验）	检测有无梅毒、德国麻疹、乙型肝炎带原
A. 尿检	尿糖、尿蛋白测量
A. 胎位、胎心音	例行性检查，以确知胎位是否正常
A. 脚水肿、静脉曲张	为产检完整记录，更了解孕妇的身体情况
A. 测量腹围、宫底高度	简易评估胎儿大小
A. 胎儿身长、体重	宝宝身长约38cm，体重约1000g；手放在腹部，可以感觉宝宝的活动
B. 100 g葡萄糖耐受试验	确定诊断妊娠性糖尿病❶
B. B 型肝炎	检查有无B 型肝炎
B. 梅毒血清	检查有无梅毒

附注：A 为例行性检查；B 为选择性检查（医生视情况需要，建议产妇的检查）。

---

❶ 妊娠性糖尿病

指孕妇在怀孕过程中，第一次被发现对碳水化合物有耐性不良反应者；以全世界的统计数字来看，约有7% 的发生率。孕妇本身除了容易出现一般糖尿病的并发症之外，也容易因此生产巨婴（婴儿体重超过4kg）造成难产，不仅危及生命，也会导致宝宝日后罹患糖尿病的机会大增。

第三节

怀孕后期的照顾与产检

一、怀孕后期的不适和缓解

到了怀孕末期，准妈妈的所有辛劳终将告一段落了，接下来便是要准备迎接新生命到来的喜悦。怀孕过程当中的种种不适在此时或许更严重，但是请你放宽心，因为只要忍耐一下，度过这个时段，你便能享受初为人母的喜悦了。

在漫长的怀孕过程中，母体正经历一场形态与功能的重大改变。有些改变会从怀孕初期持续到生产，有些则会伴随怀孕周数增加而变得更加明显，例如子宫在怀孕末期会快速增大，进而造成各种压迫的症状；另外也有些症状是到后期才逐渐出现，以下我们将针对怀孕末期常见的问题详加介绍。

Q&A 如何知道我真的要生了？

阵痛是临盆的征兆之一，但很多准妈妈在怀孕后期常会感觉子宫在频频收缩；其实这不是真的阵痛，而是一种假性阵痛。而很多准妈妈都会问道，假性阵痛和真的阵痛有什么不一样？其实当阵痛来临的时候，还真的是不容易区分真假，尤其是碰到第一次生产的妈妈，紧张都来不及了，哪还有时间去管它是真是假。

其实假性阵痛和真阵痛最大的差别，就是假性阵痛的次数和时间都不规律，有时只要身体换个姿势，就不痛了。在假性阵痛来临时，你所能做的因应对策就是多休息、配合阵痛来临时做做深呼吸，多少可以减缓疼痛感。

至于真的阵痛来临时，频次很规律，每3~10 分钟痛一次，而且每一次的收缩均持续20 秒以上，而且这种现象持续1 小时以上，此时最好赶快到医院就诊，交给专业医生或护士来为你分辨是否就快生了。

二、第3孕期（怀孕29~40周）的身体状态

怀孕一旦进入后期，准妈妈们在体态上就会开始会有"大腹便便"的味道了，孕妇这时至少会比怀孕前多出约8kg的体重；而在这段时间，胎儿会发育完全、日益成熟，所能做的就是等着被妈妈生出来。

对准妈妈来说，除了因为腹部受到压迫而感到不舒服之外，很多人在这个时候也会有便秘问题。而在怀孕30周之前，一般人不会感受到子宫有在做密集收缩；在30周之后，可能伴随着"假性阵痛"，反而让很多准妈妈们误以为自己就快要生了？但经过几次的经历之后，大家多半就会发现这样的阵痛并不规律，并非产兆。还有，许多新手妈妈因为没有生产经验，到了怀孕后期会格外的紧张，担心早产、担心自然产还是剖宫产、担心分娩的那一刻不顺利……种种担忧加上怀孕后期带来的身体不适，的确会让不少准妈妈们怎么睡都睡不好。

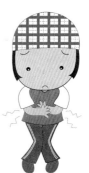

另外，身体为准备喂哺宝宝，即使胎儿还在肚子中，不少准妈妈会发现乳汁开始微量分泌。第一次生产的妈妈会不太习惯，有些人甚至会因为担心乳汁渗出弄脏衣物，导致白天上班时情绪非常不安，生怕自己会穿帮。此时的乳汁是呈现微黄色的初乳❶，针对这样的情况，新手妈妈倒是不必太过担心，除非分泌量过大，必须经常更换内衣，不然只要以干净的棉布或棉花棒用清水轻轻擦拭即可。

1. 如何克服"大腹便便"的不适症状？

怀孕后期（怀孕29~40周）子宫快速长大，会导致下腹部的肠道往上或往两侧移动，有时候肠子甚至会被挤到肝脏附近。此外，子宫在长大的同时，也会作旋转的动作，这些改变可能会对子宫旁边的圆韧带、宽韧带造成一定程度的牵扯，在两侧鼠蹊部位甚至会有被拉扯的疼痛感出现。

另外是骨盆腔，尤其是膀胱上耻骨联合处易有压迫感的疼痛症状出现。这些不舒服的感觉，通常是可以忍受的，不需要特别的治疗，多休息则可以让症状减轻一些。如果疼痛变得厉害或伴随有其他症状，如呕吐、发烧……要尽快

---

❶ 初乳

　　妊娠后期，乳房内逐渐开始蓄积少量的乳汁，不久便产生带有黄色的黏稠状的乳汁，这便是初乳。初乳含有许多珍贵的免疫物质，可提升新生儿免疫力，是宝宝健康发育的重要养分。

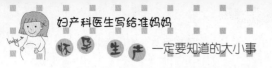
找医生检查，排除其他疾病的可能。

2. 如何克服呼吸困难、胸闷的症状？

呼吸困难、胸闷的症状，在怀孕末期（怀孕29~40 周）的孕妇身上是很常见的，尤其是在怀孕后3 个月之间，孕妇的横隔膜上、下活动会受到增大的子宫影响，增加每次呼吸的深度，这样才能让宝宝获得充分的氧气。而这种呼吸深度的增加，常会让人有喘不过气的感觉；这种挤压效应在多胞胎及羊水过多❶的孕妇身上更为明显，因为子宫过大压迫到胸腔，造成呼吸困难，甚至平躺时还会有快要窒息的感觉出现！

此时我建议孕妇要减少活动量，并且保持愉快的心情。卧床休息、采用左侧躺卧等姿势也都会有某种程度的帮助。若胸闷的症状在平躺时更显厉害，或是伴随有严重的水肿，产检时记得告诉医生，因为有时候孕妇之所以会喘，其实是其他疾病的前兆。

3. 如何克服腰酸背痛、手脚无力的症状？

一旦到了怀孕末期（怀孕29~40 周），因为子宫急速地长大，母体的重量增加，容易使孕妇整个人重心都往前移；孕妇的腰、背肌肉肯定得保持某种程度的张力，才能让上半身保持一个往后仰的姿势，借以保持身体的平衡。尤其此时孕妇若是还穿高跟鞋的话，脊椎将会承受比平常更大的压力。

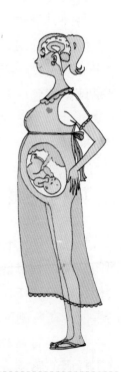

另外，上身往后仰的同时，也会使身体不自主地把肩膀及脖子往前倾，借以维持头部的姿势。这些姿势的改变常常是造成孕妇头部、肩膀到腰背酸痛的原因，甚至还会牵扯到肩膀附近的神经，造成手部的酸麻无力。所以要避免长时间站立及穿高跟鞋，并且维持适度运动借以维持肌肉的强度，加上适量的休息与局部热敷，都能使背痛的情

----

❶ 羊水过多

羊水多寡可由超声波下的羊水指标来评估；当羊水指标为5~24，即表示羊水量正常。当羊水指标<5，则为羊水过少；但羊水指标若>24，表示为羊水过多。单纯的羊水稍多，不需任何治疗；但若羊水过多已造成妈妈身体不适，医生也会考虑是否必须将部分羊水抽出，以免因羊水过多刺激子宫收缩，造成早产。

况改善。必要的话，还可请医生给予轻微的止痛药，减轻疼痛！

4. 如何克服便秘、尿频的症状？

孕妇在怀孕后期（怀孕29~40 周）之所以会变得很容易便秘，主要是因为激素分泌引发胃肠道蠕动速度变慢，粪便会因此变得比较干硬；加上此时腹部压迫力道变强，更会让整个排便过程变得更加困难，这时我通常会建议准妈妈们，一定要记得以下几个缓解原则：

舒缓便秘的方法

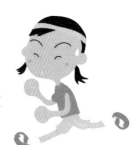

a. 多吃高纤食物，像是蔬菜、水果、五谷杂粮等。

b. 每天一定要喝足够的水，才能帮助软便。

c. 保持运动习惯，即使到了怀孕后期，也要多花时间散散步。

d. 养成每天固定排便的习惯。

e. 铁剂、维生素会让便秘更严重，所以最好在餐后再补充。

另外常常碰到很多准妈妈，觉得频频跑厕所很不方便，久而久之就会养成憋尿的习惯；尤其是在未怀孕前就已有憋尿习惯的妇女朋友，情形会更严重！但是我要奉劝你：还是少憋尿为妙！孕妇因为骨盆腔受到压迫，膀胱根本藏不了太多的尿液，有些人甚至还不想到厕所去蹲着，因为她只要稍一用力，就会有尿液释出……

由于准妈妈们在此时的膀胱壁比平时更容易水肿，因此也比一般人更容易受伤或感染，所以千万记得不要憋尿，还要养成多喝水、多上厕所的习惯，这些举手之劳的好习惯，可都是能有效预防"泌尿道感染"的方法。

另外附带一提的是怀孕后期（怀孕29~40 周）的胎儿体重上升变快、胎动也渐趋频繁，而且更是胎儿各部位（特别是脑部）发育的重要时期。怀孕后期（怀孕29~40 周）若是无法补充足够的维生素及矿物质，将对胎儿脑部的发育影响极大，所以要特别注意营养素的源源不绝供应。

1）足量的钙质：以供胎儿骨骼成长所需。

2）铁质、铜、锌及维生素B_6、维生素B_{12}：以提供母体及胎儿产生充足的血球素，帮助宝宝发育得更健康。

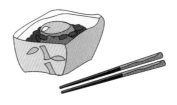

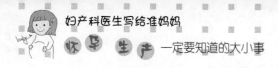

5. 怀孕后期（29~40周）的产检项目

产检是一种预防医学！透过完善的产检，可以减少准妈妈的并发症发生率，并且确保胎儿的健康，增加胎儿的存活率。因此，还是老话一句：找到自己信任的医生并且按时做产检，随时注意身体的各种变化，好让自己与宝宝一同欢喜迎接见面的那一刻……尤其是越到怀孕末期（怀孕29~40周），随着分娩时间的步步逼近，相信许多准妈妈们一定都是压力大到不行，因此，透过去做产检的同时，与主治医生聊聊天，纾解一下心中的压力，也是一个不错的放松方式喔！而至于怀孕后期（怀孕29~40周）要做的产检项目大致如以下几项。

第7次产检项目（第30周）

检查项目	检查说明
A. 体重、血压	怀孕7~8 个月，准妈妈体重约每周增加 0.5 kg
A. 尿检	尿糖、尿蛋白测量
A. 胎位、胎心音	
A. 脚水肿、静脉曲张	
A. 测量腹围、宫底高度	简易评估胎儿大小
A. 胎儿身长、体重	宝宝身长约40 cm，体重约1400 g，已能区分光亮与黑暗

第8次产检项目（第32周）

检查项目	检查说明
A. 体重、血压	怀孕7~8 个月，准妈妈体重约每周增加 0.5 kg
A. 实验室检查	尿糖、尿蛋白测量
A. 胎位、胎心音	
A. 脚水肿、静脉曲张	
A. 测量腹围、宫底高度	简易评估胎儿大小
A. 胎儿身长、体重	宝宝身长约 42 cm，体重约1800g；宝宝头向下，准备娩出
B. 超声波检查（自费）	胎儿发育情形预估、体重、胎位、胎盘位置、羊水量

附注：A 为例行性检查；B 为选择性检查（医生视情况需要，建议产妇的检查）。

第9次产检项目（第34周）

检查项目	检查说明
A. 体重、血压	怀孕8~9 个月，准妈妈体重约每周增加 0.5 kg
A. 尿检	尿糖、尿蛋白测量
A. 胎位、胎心音	
A. 脚水肿、静脉曲张	
A. 测量腹围、宫底高度	简易评估胎儿大小
A. 胎儿身长、体重	宝宝身长约 43 cm，体重约2 300 g

第10次产检项目（第36周）

检查项目	检查说明
A. 体重、血压	怀孕8~9个月，准妈妈体重约每周增加 0.5 kg
A. 尿检	尿糖、尿蛋白测量
A. 胎位、胎心音	
A. 脚水肿、静脉曲张	
A. 测量腹围、宫底高度	简易评估胎儿大小
A. 胎儿身长、体重	宝宝身长约45cm，体重约2 600 g
B. 乙型链球菌筛检	用棉花棒在外阴部及肛门周围取样，检验有无"乙型链球菌"存在

附注：A 为例行性检查；B 为选择性检查（医生视情况需要，建议产妇的检查）。

第11次产检项目（第37周）

检查项目	检查说明
A. 体重、血压	怀孕9个月，准妈妈体重约每周增加 0.5 kg
A. 尿检	尿糖、尿蛋白测量
A. 胎位、胎心音	
A. 脚水肿、静脉曲张	
A. 测量腹围、宫底高度	简易评估胎儿大小
A. 胎儿身长、体重	宝宝身长约 50 cm ，体重约2 850 g

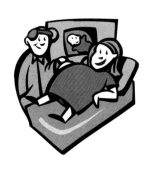

第12次产检项目（第38周）

检查项目	检查说明
A. 体重、血压	怀孕 9 个月，准妈妈体重约每周增加 0.5 kg
A. 尿检	尿糖、尿蛋白测量
A. 胎位、胎心音	
A. 脚水肿、静脉曲张	
A. 测量腹围、宫底高度	简易评估胎儿大小
A. 胎儿身长、体重	宝宝体重约在3 000 g左右
A. 骨盆检查	评估骨盆出口大小及形状，评估阴道生产的可能性

附注：A 为例行性检查；B 为选择性检查（医生视情况需要，建议产妇的检查）。

第13次产检项目（第39周）

检查项目	检查说明
A. 体重、血压	胎儿完全成熟；准妈妈体重不再增加，甚至可能还会减轻一些
A. 尿检	尿糖、尿蛋白测量
A. 胎位、胎心音	
A. 脚水肿、静脉曲张	
A. 测量腹围、宫底高度	简易评估胎儿大小
A. 胎儿身长、体重	宝宝体重约在3 150 g左右

第14次产检项目（第40周）

检查项目	检查说明
A. 体重、血压	胎儿完全成熟；准妈妈体重不再增加，甚至可能还会减轻一些
A. 尿检	尿糖、尿蛋白测量
A. 胎位、胎心音	
A. 脚水肿、静脉曲张	
A. 测量腹围、宫底高度	简易评估胎儿大小
A. 胎儿身长、体重	宝宝体重约在3 300 g左右

第四节

临盆与分娩

一、我终于要生了

经过了漫长等待，宝宝总算要到这个世界上了。我在门诊遇见的准爸妈这个时候都会相当紧张，尤其是生产头一胎的新手父母。一方面期待宝宝快点来到，一方面又很忧虑生产的疼痛，每次来看门诊时都显得焦虑不安。

虽然我总是说："不要紧张！一切都会顺利的……但是我也知道这句话只能安抚产妇情绪5分钟而已，我想，必须等到宝宝顺利来到这世界的那一刻，准妈妈们才能真正放宽心吧！

 预产期都过了还不生，怎么办？

在医学上我们对过期妊娠的定义，指的是孕妇怀孕满42周以后仍未分娩的一种现象，发生率为3%~10%。不仅新生儿死亡率是正常足月宝宝的2倍或以上，他们发生并发症的概率也会大大增加，像是羊水减少或因羊水减少而容易造成脐带压迫或产生黏稠的胎便、胎盘功能老化、胎儿过大……

一般说来当胎儿超过4 000 g时，便很容易造成产妇的产程延滞、产道裂伤、必需剖宫生产，甚至连产后大出血的概率也会随之上升。宝宝也比较容易在生产过程中发生肩难产❶、锁骨骨折❷等并发症。

❶ 肩难产
　指的是孕妇分娩当中，胎头已出来但肩膀却卡在产道，无法顺利生出来的现象。如果无法即时处理，宝宝很容易因缺氧而死亡。肩难产的发生率为0.25%~1%。临床上，很难去预知哪一次生产会发生肩难产，虽说宝宝越大，发生率越高；但是仍有一半以上的肩难产是发生在4 000g以下的宝宝。截至目前，没有任何方法可以预测。

❷ 锁骨骨折
　新生儿锁骨骨折多发生于难产过程中！指的是在分娩时，胎儿锁骨前方顶着母亲的耻骨处，进而导致胎儿肩膀的产出有困难，或因臀位导致手臂呈伸直的姿势所造成。

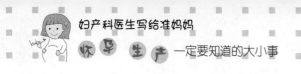
二、发生过期妊娠的原因

很多妈妈快到预产期的时候，就满心期待宝宝的到来。但眼看预产期一天一天地过去，身体就是没有"要生了"的征兆，大家的心情从一开始的兴奋慢慢转变为焦急，一见面就是频频追问："该怎么办才好啊？宝宝怎么还不想出来呢？……"这时候亲朋好友、同事们见面时的问候语，也多半会从"太太什么时候生啊？"变成"你老婆怎么还不生呢？……"

其实这种过了预产期还迟迟不见产兆的情况，一般称为过期妊娠。而发生过期妊娠的原因目前并不清楚，到底哪些人容易发生过期妊娠？一般来说，像是生头胎的产妇、前一胎曾发生过期妊娠的产妇等，都比较容易出现过期妊娠。而经历过期妊娠的宝宝，更是约有20%的机会出现"过熟儿症候群"。他们的皮肤外观会皱皱的，皮下脂肪也较少，所以看起来都比较瘦，指甲也会比较长，整体看起来就像是"老头子"一样。

其实当准妈妈们发现自己已经超过预产期，也不用太紧张，除了持续多加注意胎动次数，还要到医院评估胎儿的最新状况，只要与医生做好紧密的配合，必要时每周进行2次的产检，我相信一切都会平安无事。

或许会有很多准妈妈问道："那如果是已经过了预产期，到底什么时候生最好？"一般来说，如果在妇产科医生的评估下发现胎盘功能不良、胎心音监测器显示胎儿窘迫❶，或是超声波评估胎儿可能过大时，医生大多会建议采用引产，也就是用催生的方式将宝宝分娩出来。但是如果产检一切正常，但是子宫颈的成熟度不够，我们多半会采取密切观察，希望再等等看，就像等待瓜熟自然会落地一样。然而大多数的医生一般都不会鼓励产妇把胎儿放到42周后才生。多半会在满41周却还没有产兆出现时，就会建议孕妇要住院催生了。至于这时的生产方式，要采取阴道生产还是剖宫生产，就必须由专业医生来做评估了。

---

❶ 胎儿窘迫

指的是胎盘机能因过期妊娠，或母体罹患有妊娠毒血症或糖尿病而引起机能不全，导致宝宝生长迟滞。一般又可分为慢性与急性两种！

三、早产的发生原因

　　所谓早产，指的是怀孕20 周以上未满37周的生产情况。一般而言，早产的盛行率在7%~10% 之间，但是却占了所有新生儿罹病率和死亡率的70%~80%。而说到该如何避免早产的发生，准妈妈们除了记得定期接受产检之外，平常也可以透过一些观察，看看自己是否有早产的征兆或早发性子宫收缩的情况。像是下腹部有类似月经来前的那种闷痛、频率规则或一阵阵的肚子变硬、持续性的下腰部位酸痛、阴道分泌物变多或夹带红色血丝等，如果有这些情况都要多加留意。除此之外，以下列举出来的这些日常作息也要尽量避免，相信也能预防早产发生的概率！

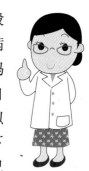

　预防早产的方法

a. 避免刺激子宫收缩，如久站、上夜班、过度劳累、情绪
　紧张、压力过大等。

b. 避免不必要的长途旅行。

c. 远离烟、酒等有害物质。

d. 每2~3天可做自我检查，把手放在肚子上，看看是否有
　收缩变硬的现象，并将次数记录下来。

e. 如果有子宫收缩现象，也不必过于紧张，只要放松心
　情、多卧床休息、适时补充水分，大部分状况都会得到改善。

f. 如果收缩的次数每小时大于4 次，最好就医诊疗，配合医生叮咛进行治疗。

四、关于临盆的征兆

　　在进入怀孕末期（怀孕29~40周）之后，准妈妈们几乎都是天天处于战战兢兢的状态，随时做好入院生产的准备。但到底什么时候会生？又有哪些征兆呢？

1. 轻松感

　　在怀孕末期（怀孕29~40 周）大腹便便的准妈妈感到痛苦的原因，就是已经有压迫感，但还没有要生产的迹象。不过在生产前1~2 周，这种压迫感会消

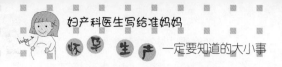

失，准妈妈此时会感到胎头下降，而有一种轻松感。但这样的感觉并非急迫性的，最快也要1周后，才会出现其他更急迫的征兆。

2. 见红

所谓的见红，就是阴道出现带有粉红色或褐色血丝的分泌物，一般会发生在规则阵痛或羊水破裂的前几天，是子宫颈正在变软、变薄的征兆。如果流出来的是血红色的分泌物，甚至是鲜红的血，而且量多到会把棉垫或内裤沾湿，可能是产程进展较快或是胎盘剥离❶的现象，这时应该就医检查。

3. 破水

所谓的破水，就是胎膜（包括羊膜与绒毛膜）破裂，羊水流出子宫外。在怀孕晚期，子宫内有1 000mL左右的羊水，在破水的时候，准妈妈会感到有大滩的水自下体流出，闻起来不像尿的味道；而且移动位置时觉得阴道里面还会有水流出来，那么就有可能是破水了。

4. 便意感

不少准妈妈在这时会感觉肛门不自主地想用力，甚至会有想排便的感觉；这可能是胎头压迫到直肠甚至肛门，造成便意感的产生，尤其在阵痛时，感觉会更强烈。此时应尽快就医，并且搭配深呼吸或做哈气动作，千万不要用力。

5. 阵痛

当准妈妈开始感到阵痛时，也有可能是假性阵痛来搅局的！这种所谓的假性阵痛，子宫的收缩并不规则，痛的频率和强度并没有增加；另外痛的部位可能在下腹部或鼠蹊部，而不是后下腰的地方。假性阵痛发生的时候，只要改变姿势或是躺下，收缩的情况会慢慢停止。

不过真的阵痛发生时，情况可就不是如此，首先你会发现收缩的频率变紧密，即使改变姿势，收缩情况仍然很强烈，并且不会停止。此外疼痛的部位从

------

❶ 胎盘剥离

是妊娠晚期的一种严重并发症，进展相当快，若不及时处理，将会危及母亲和胎儿的生命。

若胎盘剥离面积超过胎盘的1/2或以上，胎儿多半会因严重缺氧而死亡！

子宫上部到后下腰的地方，并且会一直延伸到下腹部。此时子宫收缩的感觉比较类似肠胃不舒服的样子，有时候甚至会伴随腹泻产生。

一般而言，足月的头胎产妇要每3、4分钟阵痛1次（有些人频率会更密集），才会有明显的产程进展；所以阵痛刚开始的最初几个小时，可能还是在家里等待比较好。但是如果觉得胎动减少或是子宫收缩变强、出血量也增加，这时则应前往就医比较保险。如果是有过经验的产妇，从开始有感觉到子宫收缩增强到每5分钟阵痛1次（或频率更密）时，可以视情况前往诊所或医院等待。因为第2胎的产程进展远比头胎来得快，所以必须留意实际情况，以免发生就在家里生下宝宝，或是在送医院途中就生了的窘况。

五、临盆前的应对方法

当阵痛开始频频催逼着产妇的身体，但是宝宝就是还没准备要出来时，身为准妈妈的你，到底该有什么对策才好呢？这时除了想办法舒缓阵痛之外，充分利用阵痛的间歇时间休息，也可以帮助你减少生产前的种种不适。

而从真阵痛开始到子宫颈扩张3~4cm的这段时间，一般称为"潜伏期"。第一次生产的孕妇平均需要6.4小时，但不会超过20小时；有过生产经验的孕妇则平均需要4.8小时，一般不超过14小时。对于许多准妈妈们来说，长时间的阵痛是相当难熬的。当疼痛达到某个程度时，产妇此时根本已无法与旁人说话；但借由家人协助做到以下几件事，倒是可以缓解产妇的一些疼痛。

1. 注意呼吸，转移疼痛感

专注在呼吸上，可以帮助转移疼痛。当阵痛来临时，准妈妈可以用鼻子吸气，然后小口慢慢吐出，做规律的"吸……吐……"动作。在阵痛强烈时可以加快速度，减轻时则跟着放慢速度；陪产的家人不妨在一旁协助，并提醒准妈妈要尽量放松全身的肌肉。

2. 事前准备可抓握的东西

在阵痛来临时，准妈妈会很想抓握东西，以便自我控制。事前不妨准备好如软垫、枕头、被子等物品，在过度用力不会伤及身体的前提下，适时提供给产妇抓握、舒缓不适。

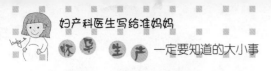
3. 减少环境刺激及干扰

除了适时协助准妈妈，比方擦汗、抚慰等，其余像是太强烈的光线、噪声都要避免，以便让准妈妈集中精神应付阵痛，不会受到太多干扰。

4. 利用阵痛间歇时间休息

如果你是首次生产的准妈妈，一定很难想象生产时需花费多大的力气才能将宝宝"挤"出来？很多人明明清楚为了把宝宝生出来，必须一次又一次的用力，但还是会痛到很想放弃，恨不得把宝宝再塞回肚子里算了。

在待产的过程中，一旦子宫颈开3指之后，密集的疼痛加上胎头向下挤压产道，子宫颈持续扩张，这时准妈妈实在很难放松肌肉了。但为了应付接下来的一场硬仗，提醒准妈妈务必把握阵痛的间歇时间放松肌肉。

5. 需定时解尿

另外，提醒陪产家人除了要适时为准妈妈补充水分之外，当产妇痛到汗流浃背之时，也要协助她们换上干爽的衣服。此外，因为胎头压迫到尿道，很多准妈妈都会有解不出尿的情况，很多人甚至就干脆不解了。如果胀尿情况太严重，不但容易使产妇产后膀胱受损导致解尿困难，也会阻碍胎头下降而延缓产程，所以陪产家人一定要提醒并协助产妇定时去解尿，千万不要超过4小时都不去上厕所。若是产妇不便起身，可以使用便盆让产妇坐在上面解尿，以防产妇发生意外。

医 生 叮 咛 你

临盆用品先列清单，以防手忙脚乱

准备生产之前，记得把该预备的东西先整理好，并且跟陪产的人随时沙盘推演一下，才不会到了该去医院的一刻乱了阵脚！至于临盆时所需预先准备的物品，大致如下：

1. 个人证件、手册：准生证、夫妻身份证、户口本、产检手册、医保卡等。

2. 个人衣物：哺乳内衣、睡衣、防溢乳垫、乳头清洁棉、产褥垫、生理裤或免洗裤、束腹带、拖鞋、出院的外出服。

3. 盥洗用具：毛巾、肥皂、洗面乳、牙刷、牙膏、梳子、杯子、会阴冲洗器。

4. 新生儿用品：纸尿布、宝宝包巾、手套、袜子、纱布衣、婴儿服、婴儿安全提篮。

5. 哺乳器具：吸乳器、母乳冷冻袋或是奶瓶、奶瓶消毒机等。

第 3 章

宝宝成长日记

想了解宝宝是如何在你的肚子里面变大的吗？有做功课的准妈妈也许就会知道，怀孕过程中的种种身体不适，不只是激素的变化，也有一部分是因为腹中胎儿而来的。另外，全程掌握宝宝的成长阶段，对于需要时时补充的营养，妈妈也能更有把握喔！

◆ 了解胎儿的生长

◆ 孕期营养须知

第一节

了解胎儿的生长

一、透视胎儿的异想世界

　　一个完整的怀孕过程需要36~40周，而在这段"辛苦耕耘"的日子里，腹中的宝宝无时无刻不出现微妙的变化。从第4~10周的胚胎期到第11周之后的胎儿期，心肝宝贝会从一个小到连肉眼都看不见的受精卵，依赖母体提供的养分，让他们每天一点一点地长大，发育成为一个身长约50cm，体重约3 000g的胎儿……这其中的形成过程相当奇妙。

Q&A　如何推算预产期?

　　一般来说，医生在为你推算预产期之前，大致都会询问几个必要的问题：平时月经的规则性如何？如果在过去半年内，你的月经都还算规律，大约是28天来1次的话，我们将会以你最后一次月经的第1天，加上266天或38周（此为自受精到分娩的平均时间），再加上另外14天（等于280天），来计算出预产期。

　　如果准妈妈们真的想要自己推算看看的话，也可以参考以下的公式来试试：

1. 先找出最后一次月经的第1天日期。

2. 再加上1年。

3. 然后减掉3个月。

4. 最后再加上7天即可.

　　但若是你的月经不太规律或周期不是28天，而是35天或35天以上的话，我们会用超声波来测量妊娠囊❶或胎儿的大小，然后再推算出一个预产期的日子。

---

❶ 妊娠囊

　　这是孕妇在怀孕初期，也就是月经过期后5周内在子宫内呈现的构造，主要在检查形状及着床位置。

二、翔实记录宝宝成长的第一天

辛苦怀胎40 周，在这40 周当中，宝宝无时无刻不在出现微妙的变化。从4~10 周的胚胎期，到11 周之后的胎儿期，宝宝会从一个如米粒般大小的胚胎，长成一个身长约50cm，体重约3 000 g 的胎儿，这中间的形成相当奇妙，完全靠着母体提供的养分，每天一点一点地长大。了解宝宝如何在肚子里面长大变化，妈妈也就能知道，身体上的不适，不只是激素的变化，也有部分是胎儿带来的。另外，熟悉宝宝的成长阶段，你也更能掌握需补充的营养。

1. 如何计算怀孕周数？

在透视宝宝的秘密生活前，准妈妈们可得先弄清楚怀孕周数的计算方法，因为胚胎学专家与妇产科医生们的算法其实略有不同，如果没弄清楚而搞错，就会白紧张一场了。加上因为最后一次月经的第1 天，是大多数女性容易记住的日子，所以本书采用"从最后一次月经的第1 天开始算起"的方法，来计算怀孕周数，相信大家会比较容易明白并且计算出来。

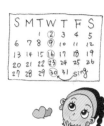

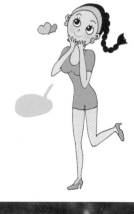

往往在第一次产检时，妇产科医生就会如前面所说的，根据你最后一次月经的日期或超声波测量的结果来估算你怀孕的周数以及预产期的日子。许多准妈妈常常执着在预产期这个日子，以为自己会在预产期这天生产，甚至以为在预产期之前生产就是早产，超过预产期还不生就是过期怀孕而担忧不已。其实预产期只是我们用来界定胎儿生成的一个参考指标，就好比赛跑要先决定好终点线一样，才知道选手跑的速度是不是超前或落后。在医学上，只要是预产期前3 周及预产期后2 周（也就是怀孕37~42 周）这段时间出生的宝宝，都可算是"足月"的健康宝宝，请准爸妈们不要太过担心！但反过来说，若是在怀孕37 周前出生的宝宝，一般通称为"早产儿"；

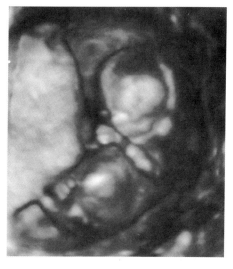

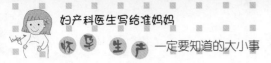

而若是超过42周还未分娩，医学上称之为"过期妊娠"。

过期妊娠的认定

	算法	优缺点
胚胎学专家	从受精的那一刻开始计算怀孕周数	怀孕多半是在排卵前两天内行房中奖的，因此受精日和排卵日都不容易确定，计算较困难
妇产科医生	1．从最后一次月经的第1天开始计算周数 2．早期是通过测量妊娠囊的直径或胎儿的头臀径长度来进行判断	1．最后一次月经的第1天是大多数女性容易记住的日子 2．如果不记得或月经周期大于28 天或不规则周期的妇女，可用超声波测量妊娠囊来估计

接下来我们将要开始进入宝宝的异想世界，彻底了解他们在妈妈肚子里面究竟是怎么成长与发育茁壮的？准妈妈们准备好了没，Let's go……

2. 胚胎期：怀孕4~10周宝宝的生长

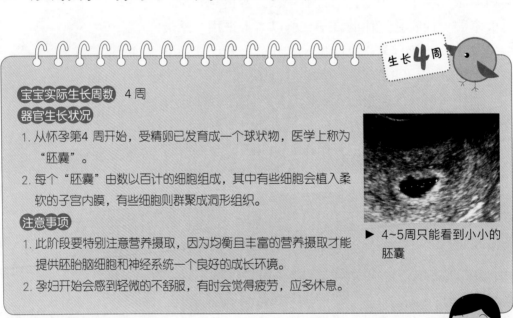

生长4周

宝宝实际生长周数 4 周

器官生长状况

1. 从怀孕第4 周开始，受精卵已发育成一个球状物，医学上称为"胚囊"。

2. 每个"胚囊"由数以百计的细胞组成，其中有些细胞会植入柔软的子宫内膜，有些细胞则群聚成洞形组织。

注意事项

1. 此阶段要特别注意营养摄取，因为均衡且丰富的营养摄取才能提供胚胎脑细胞和神经系统一个良好的成长环境。

2. 孕妇开始会感到轻微的不舒服，有时会觉得疲劳，应多休息。

▶ 4~5周只能看到小小的胚囊

生长 **5** 周

宝宝实际生长周数 5 周

身长 经阴道超声波测量，妊娠囊直径约1cm。

器官生长状况

1. 胚囊里的细胞团块分成3 类：某些形成神经系统、皮肤与毛发；某些形成肠胃道，而另一类则形成循环系统、生殖系统以及肌肉骨骼系统。

2. 接近第5 周末期，胎儿开始发育的小小心脏已经开始跳动，血液也开始循环。

注意事项

1. 此时心脏、血管系统最敏感，最容易因为畸胎物质而受到损伤。

2. 如果想确认怀孕的话，可以到医院做检查，医生可能会视你的情况建议作超声波扫描，排除子宫外孕的可能性。

生长 **6** 周

宝宝实际生长周数 6 周

身长 胚胎长0.4~0.5 cm，妊娠囊直径2~3 cm；大小有如一颗弯曲的米粒。

器官生长状况

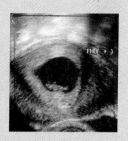

1. 宝宝开始出现心跳了！

2. 脐带中会有三条不同的血管在此时出现，小小身躯的外缘，会有一群组织组合起来形成脊椎。

3. 有些小芽会出现在躯体外围，很快地就会形成手臂和双腿。

4. 心脏开始分裂成心房、心室，并开始送出血液到已成形的血管中。

注意事项

多数妈妈此时已觉察到自己怀孕的迹象。身体开始变得慵懒，即使在白天也经常感到昏昏欲睡，并且会开始有恶心、呕吐的感觉。

宝宝实际生长周数 7 周

身长 0.5~0.8 cm，如"绿豆"一般大小。

器官生长状况

1. 胎儿的眼睛、耳朵、鼻子、嘴巴等部位都开始隐隐若现，手臂和双腿部分刚从躯体发育延伸出来，但尚未完全成形。

2. 内脏部除了肠子之外，左右心房、支气管等器官雏形，也都可以看到了。

注意事项

1. 妈妈的情绪波动变大，甚至偶尔会觉得烦躁。但是要注意的是，在怀孕的第6~7周是胚胎各种器官发育的关键时期。

2. 持续补充营养，另外建议多摄取足够的叶酸和微量元素。

宝宝实际生长周数 8 周

身长 2.2~2.5 cm，已有如一颗"葡萄"般大小。

器官生长状况

1. 手臂长出了一点，肘关节也看得到了，手指头在此时更加明显，脚部雏形出现，就连脚趾头也隐隐若现。

2. 隆起的头部比上周稍微大了一点，看起来已经和身躯大小不相上下！

3. 眼睛部分开始生长，甚至连鼻尖也有稍微隆起的迹象。

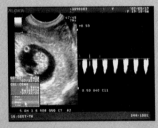

▶ 右侧是宝宝的心跳

注意事项

1. 有些妈妈可能会感到腹部疼痛，这是因为子宫正在迅速扩张，请不用太担心。

2. 孕妇此阶段有可能因为害喜、孕吐而影响食欲。可以的话，建议还是要多吃些有营养的食物。

3. 此时子宫因成长壮大而会压迫到膀胱，所以会让妈妈出现频尿的症状。

生长 **9** 周

宝宝实际生长周数 9 周

身长 3~3.5 cm。

器官生长状况

1. 手肘、腰部及膝关节的雏形都出来了，手指、脚趾也更明显一点。

2. 头部较先前来得挺直，超声波扫描，可以清楚地看到胚胎"蹬腿"或"伸展躯干"的动作。

注意事项

1. 孕妇会感到乳房明显胀大，建议不妨换穿一些质地舒适、大小更适合的胸衣。

2. 适量补充钙和磷，能帮助胎儿的牙齿和骨骼正常发育。

3. 记得多喝水，借以促进肠胃蠕动，预防便秘。

生长 **10** 周

宝宝实际生长周数 10 周

身长 约4cm。

体重 约15g。

器官生长状况

1. 除了肺部以外，大部分器官都已发育完成。

2. 先前弯曲的头部及身躯都开始渐渐挺直起来。

3. 胎儿的所有器官皆逐渐成形，像是心脏部分，完整的心房与心室也已长成。

4. 手臂、脚趾、手指头等四肢也完全成形。

5. 宝宝其他主要关节部位，例如：肩膀、手肘、腰、膝盖、脚踝等部位的外形都已清晰可辨了。

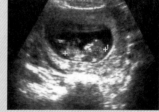

▶ 宝宝身长约4cm。

注意事项

孕妇这时候的情绪波动可能变得很大，经常感到烦躁和生气，我建议准妈妈们多休息，并且学习放松的技巧，对你和宝宝都很有帮助。

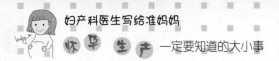
3. 胎儿期：怀孕12周起宝宝的生长

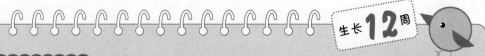

生长 **12** 周

宝宝实际生长周数 12周

身长 6~7 cm。

体重 约28g。

胎动 胎儿已开始出现用脚丫，并且有"踢肚子"的动作，只不过妈妈尚未能感觉到。

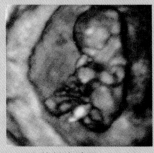

▶ 3D的超声波图

器官生长状况

1. 宝宝此时正式从胚胎期进入胎儿期。

2. 宝宝的外生殖器官已可略微辨识，并开始有自主性活动，已经可以微笑、皱眉、移动手指了。

3. 胎儿所有的器官都开始成形，肝脏、脾脏、骨髓等造血细胞，也开始大量形成。

4. 循环系统开始运作，心脏瓣膜逐渐长成。

5. 泌尿系统也会开始运作，将尿液排进羊水之中。

6. 五官中除了眼皮已经长出来之外，在超声波下，有时还可看到胎儿有张开嘴巴、拳头开合等表情与动作。

注意事项

1. 此时胎儿需要从准妈妈体内摄取大量的钙质，如果准妈妈钙质摄取不足，自身的骨骼所含的钙质便会自行分解，借以提供胎儿所需的钙质补充。

2. 虽然没有足够的医学证据支持，但是我们还是建议，有过流产史的孕妇这时应注意休息，妊娠初期更应避免性生活。

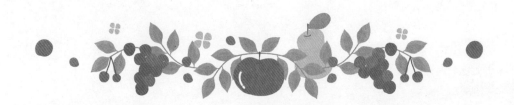

生长 **16** 周

宝宝实际生长周数 16 周

身长 约12cm。

体重 约110g。

胎动 胎动力量更强劲，只不过妈妈依旧还未能感觉到。

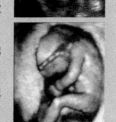

器官生长状况

1. 此时胎儿的手臂已经成长到可以弯曲，甚至可以把手指放进口中吸吮。

2. 腿部在这时会明显增长，而透过超声波的照射，胎儿的四肢与骨骼也清晰可见。

3. 胎儿的轮廓发育更为完整，并且开始对外在声音的变化产生反应，也会开始翻筋斗、翻身、乱踢一通了。

4. 指纹形成，血管增殖的速度加快，并且开始长出胎毛与睫毛。

注意事项

1. 从这个阶段起胎儿发育非常迅速，妈妈应摄取足够而均衡的营养。

2. 子宫为了适应胎儿的成长而持续增大，所以孕妇可能会感觉腹部某一侧有轻微的触痛；情况若是偶尔发生还算正常，但若持续几天一直疼痛的话，建议找医生检查一下。

3. 有些妈妈会在此时出现鼻塞、鼻黏膜充血和流鼻血等状况，但是大家不用担心，因为这种现象会逐渐减轻。

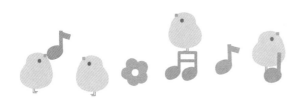

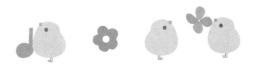

生长 **20** 周

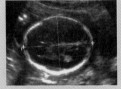
▶ 宝宝的头围

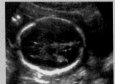
▶ 宝宝的侧脑室

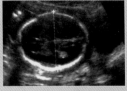
▶ 头顶骨间距

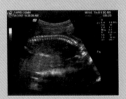
▶ 宝宝的背椎

宝宝实际生长周数 20 周

身长 20~25 cm。

体重 约300g。

胎动 准妈妈开始感觉到宝宝的轻踢。

宝宝的鼻子

器官生长状况

1. 胎儿的腿长已经像成人的小指头一般大了。

2. 胎儿身上开始出现毛发，会先从头部长起，全身皮肤甚至已长出细细的胎毛。

3. 胎儿透明的皮肤上开始覆有一层保护的脂肪，皮脂腺会分泌一种类似"蜡"的物质，这种物质会和死去的表皮细胞合成为所谓的"胎脂"。

4. 消化和泌尿系统运作顺畅，已能吞吸羊水以及排出尿液。

5. 中耳已成形，因此胎儿开始能听见声音，事实上，宝宝的味觉、嗅觉、听觉、视觉等器官，都在这个阶段渐渐发育。

6. 除了肺部尚未成形，胎儿几乎已具备一切得以独立生存的器官。

注意事项

1. 这个阶段，孕妇胃口会变得很大，但吃得多并不见得吃得营养，如果营养不均衡，就会出现体重猛增的妈妈。

2. 不当且过量的饮食可能会导致肥胖，增加分娩难度，也容易出现高血压、糖尿病等症状，最好的方式就是饮食适量且营养均衡。

生长 **24** 周

宝宝实际生长周数 24 周

身长 约30cm。

体重 约630g。

胎动 准妈妈持续感觉到宝宝的轻踢。

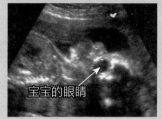

宝宝的眼睛

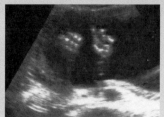

▶ 宝宝手比划"YA"!

器官生长状况

1. 肺囊泡仍未完全成熟，不过宝宝的气管、支气管及肺泡的发育均已接近完成。

2. 胎儿多长出来的脂肪都会储存在皮下组织里，这会让宝宝看起来比较肥胖，不像之前的细长瘦削。

3. 开始长出指甲及睫毛，头皮上的头发发量也持续增加中。

4. 直到第24周，胎儿鼻孔会打开，肺也会开始生长气囊，称之为"肺泡"。

注意事项

1. 此时胎儿生长、发育和母体的健康都需要更多的营养，尤其要多增加铁质的摄取，因为胎儿与母体要靠铁质来制造血红素。再者，由于这个阶段母体内血浆增加的速度大于红细胞增加的速度，因此，妈妈出现贫血的机会更多了。应该多吃富含铁质的食物，如：瘦肉、鸡蛋、内脏、含铁质较多的蔬菜及强化铁质的谷类食物，如有必要，也可在医生的指导下补充铁剂。

2. 胎儿听力愈来愈好，父母可以开始进行所谓的"胎教"，常和宝宝说话或给予一些声音的刺激。

3. 胎儿大脑细胞迅速增殖分化，体积增大，大脑发育将进入一个高峰期。妈妈可以多吃一些核桃、芝麻、花生之类的健脑食品，为胎儿大脑发育提供充足的营养。

4. 要小心妊娠糖尿病的发生，但是对于已经出现妊娠糖尿病的孕妇，大家也不要过分紧张，只要在医生的指导下，适当控制饮食或者接受胰岛素注射，并加强对胎儿的评估，多半能顺利分娩。

生长 **28** 周

宝宝实际生长周数 28 周

身长 约35 cm。

体重 约1100g。

胎动 胎动变得更加频繁。

器官生长状况

1. 宝宝的头臀径约有25cm，此时胎儿皮肤皱褶看起来较平滑，四肢变得更长、更强壮。

2. 胎儿眼皮已能睁开，视觉、听觉、嗅觉及味觉等功能逐渐发育完成。

3. 骨髓开始取代脾脏制造红细胞。

4. 在这阶段有两大重要发展：一是神经纤维被脂肪层包裹起来，这层"髓鞘质"可以让胎儿的神经冲动传得更快；二是肺泡的细胞内衬开始产生一种滑腻的物质，称为"表面张力素"❶。

注意事项

1. 孕妇可多吃一些富含维生素C 的食品，借以帮助身体吸收更多的铁质。

2. 从现在开始到分娩，孕妇应每天增加谷物和豆类的摄取，另外也应多多摄取高纤食物及水分，预防便秘。

3. 胎动变得更加频繁，建议记下每一次规律的胎动时间及次数。

4. 凡事量力而为，不要走太远的路或长时间站立。

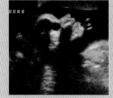

宝宝的手

▶ 五官很明显

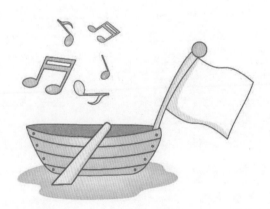

---

❶ 表面张力素

用以防止气囊萎缩，以便宝宝在分娩后能适应改在空气中呼吸。

生长 **32** 周

宝宝实际生长周数 32 周

身长 40~45 cm。

体重 约1 800g。

胎动 腹部会出现更清楚的胎动。

器官生长状况

1. 宝宝的头臀径约有28 cm；胎儿体脂肪存量会加倍，因此外形看起来会比较胖。

2. 眼睫毛和眉毛都长出来了，有些胎儿甚至会长出一头浓密的头发。

3. 对外界的光线刺激开始会有"眨眼"的反应。

4. 此时正值胎儿脑部快速发展的阶段，所以会有明确的快速动眼期和非快速动眼期的两种睡眠期。

5. 宝宝会打嗝，这会让妈妈感到讶异，但在这个阶段是十分常见的现象。

注意事项

1. 妈妈需要摄取大量的蛋白质、维生素C 、叶酸、B族维生素、铁、钙质，每天大约需要200 mg的钙质，帮助胎儿骨骼发育。

2. 孕妇会感觉身体越发沉重，肚子大到弯腰看不到脚，行动越显吃力，甚至有些人还会有呼吸困难、胃部不适的症状出现。

3. 一旦发现有不规则的子宫收缩，应立刻停下动作赶紧休息，中午最好睡午觉。

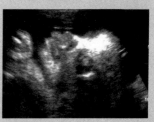

▶ 宝宝的侧面

生长 **36** 周

宝宝实际生长周数 36~40周

身长 48~53 cm。

体重 2 500~3 200g。

器官生长状况

1. 在宝宝即将出生的这个阶段，胎儿会为了出生而增肥，身体持续长出大量的皮下脂肪。

2. 细软的胎毛和胎脂都会逐渐消失。

3. 因为子宫的空间已快不够胎儿使用，因此他会将整个身体蜷缩成球状，呈现头向下，准备出生的姿势!

4. 最后这几个星期，胎儿会持续在子宫内做出吸吮、吞咽、呼吸、眨眼、踢腿、转头、吸拇指、握拳、手指交叉紧握等动作。

5. 准妈妈的胎盘开始老化喽!

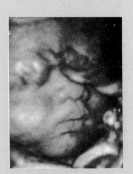

▶ 宝宝长大了

注意事项

1. 虽然孕妇腿部会水肿得更厉害，但也不要因此限制水分摄取，因为母体和胎儿都仍需要大量的水分。

2. 此时应持续计数胎动次数，这是评估胎儿状况最简单的方法，算算宝宝连续踢动或扭动所需要的时间。如果胎动明显减少，例如2小时内动不到10下，则应及时就医诊治。

3. 孕妇肚子已相当沉重，上、下楼梯和洗澡时一定要注意安全，防止滑倒。

4. 做家务时，注意动作要轻缓，不要过猛，更不能做有危险性的动作。

生长 **40** 周

宝宝实际生长周数 满40周

胎动 越来越频繁。

器官生长状况

最后这几个星期，胎儿会持续在子宫内做出吸吮、吞咽、呼吸、眨眼、踢腿、转头、扭身、握拳等动作。

注意事项

尽量放松心情充分休息，迎接随时可能来临的分娩!

第二节

孕期营养须知

一、宝宝跟准妈妈需要的营养

　　确定怀孕之后，许多准妈妈都不知道该怎么吃，才能让肚子里的宝宝健康成长。其实怀孕期间，胎儿是依靠母体提供营养来帮助成长所需，所以准妈妈最好能注意三餐的饮食内容，才能提供宝宝均衡的营养。

　　但是，大多数的准妈妈到后来不是营养过剩就是营养不均衡，有些人甚至因为怀孕期间完全不忌口，想吃什么就一定要吃到，放纵的结果就是导致怀孕期间体重直线上升，等到产后还要费心减重，得不偿失……

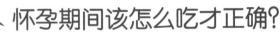

Q&A 怀孕期间该怎么吃才正确？

　　其实碰到怀孕期间不知道该怎么吃的妈妈，我这里教大家简单的评估方式，只要你把握"五大营养素均衡摄取"的原则，并且再额外补充一些需要的营养素即可：

1. 每天1 254~2 090kJ（300~500 kcal）的热量。

2. 25 g 的蛋白质。

3. 800 mg 的钙质。

4. 0.4 mg 的叶酸。

5. 40 mg 的铁质。

　　好比每天1 杯酸奶以及170 g 的鱼肉，蛋白质就足够了；而如果能吃些动物肝脏，再补充叶酸、铁质跟钙质，也就能达到预期的效果。总之，不要被这些营养摄取的建议吓坏了，只要记得补足上述介绍的营养素，你就不用担心宝宝会营养不良了。

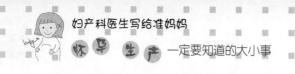

二、宝宝需要的营养素有哪些？

因为产妇必须供应自己和宝宝的营养和热量需求，所以饮食上应该要更注意，一般来说每天热量的需求以增加17%~20%最适量，也就是一天增加8.36~1 254J（200~300cal），其他的营养素也要阶段性补充，过犹不及都不健康喔！

不论怀孕与否，人体基本上需要的6种营养素，本来就缺一不可：蛋白质、碳水化合物、脂肪、维生素、矿物质（主要指钙质跟铁质）及水分等。如何达到这5种营养素的均衡摄取，才是每个准妈妈在怀孕期间一定要好好钻研的课题。

1. 孕妇需要的营养素知多少？

妇女怀孕后体内发生很大的生理变化，为了应付母体在这段时间的代谢上的改变，而且还要提供胎儿生长发育所需，更应该要摄取充足的营养，以免影响胎儿及损害到自己本身的健康。而孕妇要如何才能吃得健康、吃得营养、吃出健康又聪明的宝宝？以下介绍的孕期饮食原则与必需摄取的营养素，可请大家务必仔细研究！

（1）脂肪——强化胎儿脑部、神经系统发育。

怀孕的身体需要脂肪，脂肪除了能提供孕妇足够的体力，也是提供人体最基本所需的营养素之一。某些特殊脂肪，例如属于必须脂肪酸的DHA等更有助于胎儿脑部、神经系统以及组织的强化与再生。每天油脂的需要量约占总热量的30%，以总热量8 360J（2 000cal）为例，大约是25g的烹调用油加上6份中脂蛋白质（猪小排、鸡蛋、豆腐、五香豆干等）中所包含的30g油脂。都是提供人体最基本所需的营养素之一。

吸收来源：深海鱼类、坚果以及大多数的蔬菜，或是由种子提炼的油脂，例如橄榄油、亚麻油……

（2）胆固醇——胎儿小脑发育全靠它。

再来谈谈胆固醇，它虽说老被认为是营养学界中的"坏孩子"，但不说可能大家都不知道，它可是胎儿小脑发育中不可或缺的营养素喔！此外，怀孕时期身体分泌的激素有抑制吸收胆固醇的作用，因此，在许多状况下，我都会建议产妇多摄取一些胆固醇。每天胆固醇的需要量为300mg，约等于一粒蛋黄所含的胆固醇，每天都有吃蛋黄的妈妈需要量都是足够的，如果不常吃蛋，就可以吃些内脏类的食物（猪肝、猪肾）来取得胆固醇。

吸收来源：蛋黄、内脏等食物如猪肝、鸡心、猪肾、猪心……

（3）蛋白质——胎儿组织成长不可或缺。

蛋白质是由许多微小的氨基酸所组成，而大部分的氨基酸其实都可以在我们人体内自行合成。不过说到底，还是有许多氨基酸必须透过食物当中的养分才能合成、产生，而我们就将这类的氨基酸称为"必需氨基酸"。

而必需氨基酸的摄取若不足，很容易让身体的部分功能运作发生障碍！富含必需氨基酸的食物包括牛肉、鱼肉、蛋类及乳制品等动物性来源皆是。而说到必需氨基酸的植物性来源，因为多半只含有部分的氨基酸成分，因此人体必需透过多样化的摄取方式，才能得到较为完整的营养，因此在这就不推荐了。

每天蛋白质的需要量占总热量的15%~20%，以总热量8 360J（2 000cal）为例，需要60~70g的蛋白质摄取，可以用2份低脂鲜奶搭配6份动物性或植物性蛋白质来获得足够的蛋白质量，并将这些分量平均分配于三餐及点心中。

吸收来源：猪肉、牛肉、鱼肉、鸡蛋、豆腐、豆干、牛奶、酸奶、黄豆制品……

知识便利贴

素食妈妈，蛋白质摄取要多注意！

一般说来，孕妇每天需要摄取60~70g的蛋白质，这时如果你能每天均衡摄取到6~8份蛋白质类的食物，像是牛肉、鱼类、鸡肉、乳制品及鸡蛋等，这样大概就已经足够应付你与宝宝的需要了。

但是如果你不喜欢吃红肉，或者对乳制品过敏，甚至你根本就是一个素食主义者，那你可能就真的需要稍微设计一下菜单了。因为只要一不小心，你可能就会因为蛋白质摄取不足，进而影响腹中宝宝的成长发育。

（4）糖类——人体活动力的主要来源。

糖类可以说是人体精力的来源，而不同的糖类，营养价值也就完全不同。例如"单糖"由于容易被人体吸收，并且经过肠壁渗入血管，造成血糖的上升。此时胰腺便会开始分泌胰岛素，抑制血糖上升，引发血糖的不稳定。至于一般常见的"单糖"指的大多是蔗糖与葡萄糖！营养价值较高的糖类，主要分为天然水果中富含的"果糖"，以及乳制品当中常见的"乳糖"。

而对孕妇较有帮助的糖分是"复合糖"，由于它的分子较大，能在人体消化道停留较长时间，而且进入血管的时间也远比"单糖"来得慢，因此不会有血糖骤升的情况产生。而这类型的"复合糖"一般通称为"复合碳水化合物"或"复淀粉"，像是燕麦片、马铃薯、谷类、豆类以及种子类等都是代表食物。

每天糖类的需要量占总热量的50%~60%，以总热量8 360J（2 000cal）为例，大约是250g的糖类摄取，每天以12 份主食类（3 碗饭或3 块阳春面或400g吐司）搭配2 份水果（1个橙子或1个小苹果或半根香蕉），就可以达到250g糖类的摄取。

吸收来源：米饭、面包、豆类等淀粉类食物，水果中的糖类……

（5）铁质——胎儿组织成长不可或缺。

由于胎儿成长的时候，至少需要几十亿个红细胞帮忙，才能维持整个身体的正常运作，因此，孕妇应该多补充具备造血功能的铁质，以应付胎儿成长时的大量需求。一般人对铁质的需求量10~15 mg，而孕妇需要的铁质大概是正常人的2 倍，也就是30 mg 左右。可以多吃红肉（牛肉、猪肉）及猪肝等来补充铁质的需要量。

不过怀孕前3 个月的产妇如果补充铁，反而容易让孕吐更严重，也容易造成便秘，所以一般建议怀孕4 个月后再开始补充。

如果你在服用铁剂后会有便秘或胃部不适的情况，只要将服用铁剂的时间改为一大早害喜之后，就有可能缓解孕吐的情况；而将一天所需铁剂分数次服用，也能改善便秘的情况。

吸收来源：富含铁质的食物包括动物的肝脏、生蚝、豆类、大麦、牛肉、南瓜、樱桃及葡萄干……

知识便利贴

补充铁质的注意事项！

其实并非所有的铁剂都能被人体吸收，像是菠菜便是一例。而当你长期处于贫血状态，也较容易生下早产儿或体重过轻的宝宝。

至于摄取铁质的注意事项，有几个原则可以把握。像是如果与一些富含维生素C的食物一同食用，像是柑橘类、草莓或是奇异果等都能达到帮助铁质吸收的功效。而反过来说，像是牛乳、咖啡或茶，都是有碍铁质吸收的食物，倒是少碰为妙喔！

（6）钙质——满足骨骼成长的基本需求。

为了维持胎儿骨骼成长以及孕妇骨骼健康的基本需求，怀孕时需要的钙质应为平时的1 倍以上。准妈妈与胎儿每天的平均摄取量应该在1 600mg 左右。根据最新的医学报告，孕妇每天若能保持补充1 500~2 000 mg的钙质，将可大幅降低（60%~70%）高血压与子痫前症的发生率。每天2杯高钙鲜奶（500mL）可以提供750mg的钙质，再加上小鱼干、豆干等高钙食物就可以达到每天的需要量啰！

在所有的食物中，热量最少且钙质最多的补充品首推奶酪（每100g有574 mg的钙质），因此若你不喜欢喝牛乳，吃些奶酪倒是不错的选择。

吸收来源：牛奶、酸奶、小鱼干、干果类、豆类……

（7）碘——帮助身体保持适量水分。

大家都知道盐吃过量对身体不好，但是对孕妇来说，除非医生有所指示，否则千万别自行限制盐分的摄取，因为盐分可使人体保持更多的水分！而人体也实在需要补充碘，以免在怀孕时因为甲状腺缺碘而造成病变。总之吃饭时，可别忘了在菜肴中加点盐才行哦！

吸收来源：盐、海带、海苔、紫菜、昆布，还有番茄、牡蛎、葡萄干……

（8）叶酸——胎儿成长必需的维生素。

叶酸是胎儿成长时必需的维生素，怀孕时的需求量甚至达到一般人的1倍以上，叶酸的补充最好是在准备怀孕前就开始，尤其是怀孕前3个月是胎儿发育最重要的黄金时期，一定要多补充。叶酸可以透过一般食材中获得，但是我们很容易忽略它，而且要特别注意的是，高剂量的叶酸会造成维生素B_{12}的缺乏，所以必须适量补充。

怀孕期间的叶酸需求量是400~800 mg，如果孕妇摄取量不够，很可能会影响到胎儿中枢神经系统的发育，特别是脊柱的部分。孕妇如果叶酸补充不足，生出早产儿的概率就会增加许多。每餐固定有一碗的深绿色蔬菜，搭配适当的坚果类（腰果、核桃等），就不需担心叶酸摄取不足。

吸收来源：生菜、豆类、坚果、深黄色蔬果、肉类、鲔鱼、动物内脏、鲑鱼、全麦、麦片、糙米、牛奶、胡萝卜、乳酪等。

（9）维生素——一旦过量后遗症也随之变多。

部分维生素如果摄取过量，对胎儿的健康其实只有害处，像是脂溶性维生素A、维生素D、维生素E等如果摄取过量，不但会妨碍胎儿正常发育，更会影响母体健康。1995 年一份医学文献指出，如果孕妇每天补充的维生素A 超过1 IU，也就是远超过胎儿需求量的5 倍之多，那宝宝就有可能发生兔唇、腭裂以及心脏病等现象。特别提醒有吃综合维生素的妈妈，注意一下维生素A 的含量不能太高，或者选择含有胡萝卜素的维生素补充品，能够避免维生素A 过多对宝宝造成不良的影响。而维生素C 的补充量也以每天不超过100mg 为佳。

维生素A 吸收来源：深绿色和深黄色蔬菜、水果、动物肝脏、奶油等。

维生素C 吸收来源：深绿色蔬菜、柑橘类的水果……

维生素B_{12}吸收来源：肉类、海产、牛奶、蛋等。

（10）水——帮助新陈代谢，避免细菌感染。

怀孕时多补充流质，除了提供40% 额外血液供给与保护胎儿的羊水以外，

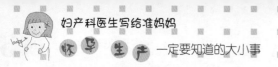
孕妇本身的新陈代谢也需要大量的流质来帮忙才行！除此以外，多喝水除了帮助新陈代谢，降低便秘概率，也可减轻尿道受细菌感染的机会。

另外孕妇要避免喝酒精类饮品或含咖啡因的饮料，因为这些饮料当中多半具有利尿作用，反而会使身体内的水分快速流失，并容易影响睡眠品质。喜好咖啡饮品的妈妈应尽量减少摄取量，因为过度的咖啡摄取会导致早产现象。

吸收来源：水、水果、牛奶饮品……

（11）纤维素——纾解便秘的问题。

产妇因为肠胃道蠕动较慢，有时候子宫也会压迫到肠胃，所以很容易造成便秘，多吃富含纤维质的食物可以防止或是改善便秘状况。

吸收来源：可溶性纤维质有谷类面包、燕麦、蔬菜、水果等；不可溶性纤维质有米食、坚果类等。

医生叮咛你

怀孕一定会有妊娠纹吗？如何预防或消除？

怀孕时因为皮下结缔组织的变化，会出现妊娠纹，这是孕妇最关心的美容问题之一。通常会发生在皮肤急剧扩张的地方，以腹部最常见，其次就是胸部、大腿等部位，另外有极少数会发生在下背、臀部、上臂内侧。妊娠纹一开始会呈现粉红色或红紫色的条状，6~7个月后条纹会凹陷、合并细微皱纹及变淡，此时甚至会略有搔痒的感觉。不过待产后就会慢慢变淡，但不会完全消失。

其实妊娠纹的成因说穿了就是因为激素，另外就是皮肤急剧扩张牵扯，造成真皮层内的弹性纤维减少所造成。而比较会发生的族群则以有家族病史、有色人种或是胸部、大腿曾有类似纹状变化（减肥纹）、怀孕期间体重急速增加的人身上。至于使用除纹霜、妊娠霜究竟有没有效果？依据一些零星报告指出，使用含有维生素E、胶原蛋白、弹性纤维水解分子的产品因为具有保湿的效果，所以可能有预防功效，不过效果还是因人而异。如果要预防妊娠纹，从怀孕时就开始擦，到产后至少还要持续擦1~2个月喔！

孕期营养素的食物来源

营养素	食物来源
脂肪	深海鱼类、坚果以及大多数的蔬菜，或是由种子提炼的油脂，例如橄榄油、亚麻油等
胆固醇	蛋黄、内脏类食物如猪肝、鸡心、猪肾、猪心等
蛋白质	猪肉、牛肉、鱼肉、鸡蛋、豆腐、豆干、牛奶、酸奶、黄豆制品等
糖类	米饭、面包、豆类等淀粉，水果中的糖类等
铁质	肝脏、生蚝、豆类、大麦、牛肉、南瓜、樱桃及葡萄干等
钙质	牛奶、酸奶、小鱼干、干果类、果汁、豆类等
碘	盐、海带、海苔、紫菜、昆布，还有番茄、牡蛎、葡萄干等
叶酸	生菜、豆类、坚果、深黄色蔬果、肉类、鲔鱼、动物内脏、鲑鱼、全麦、麦片、糙米、牛奶、胡萝卜、乳酪等
维生素A	深绿色与深黄色蔬菜、水果、动物肝脏、奶油等
维生素C	深绿色蔬菜、柑橘类的水果等
维生素B_{12}	肉类、海产、牛奶、蛋等
水分	水、水果、牛奶饮品等
纤维素	可溶性纤维素有谷类面包、燕麦、蔬菜、水果等；不可溶性纤维素有米食、坚果类等

2. 孕妇有什么不能吃?

（1）容易诱发宝宝体质过敏的食物。

像是芒果、牛奶、蛋、带壳海鲜等都应适量摄取。

（2）盐类和加工过的食物要少吃。

怀孕期间不要吃太多盐，容易造成水肿，尤其是有高血压史的孕妇更要小心。还有腌渍或是烟熏过的食物，像是蜜饯、火腿、腊肉等都因为含有太多盐分，最好不要吃。

（3）罐头、海鲜的食物也要减少摄取。

罐头也含有大量调味料，最好少吃，尤其是鱼类或是海产罐头，你不确定材料到底是不是来路不明的，最好少吃为妙。就算是吃新鲜海产也要严格把关，如果吃到含有重金属残留的海鲜，会伤害宝宝的神经系统喔。

（4）部分茶类要避免饮用。

除了咖啡以外，还有薏仁茶、人参茶、决明子茶、红枣茶、当归黄芪茶、花草茶等，都会造成子宫收缩、出血；红茶、绿茶等会妨碍宝宝生长，应避免饮用。喂奶的妈妈也不要喝麦茶，因为有退奶作用，可以喝一点杜仲、柠檬茶等温和的茶饮。

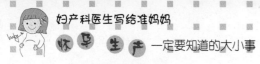
（5）维生素和营养品。

我相信很多孕妇在怀孕期会补充许多维生素或是珍珠粉、中药粉等，但是这些经过加工的化合物在补充之前一定要清楚它的来源和成分等，以免品质不良反而对宝宝造成伤害。

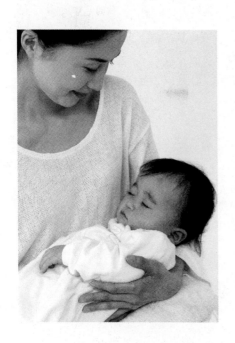

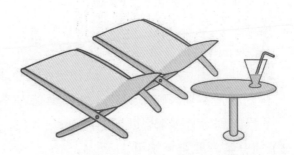

3. 营养师推荐美味菜单

鸡肉糯米粥

功效 可暖胃、补中益气，补充蛋白质、补血等。

材料（1人份）

鸡肉	100g
鸡骨	1副
糯米	150g

香菇	1朵
芹菜末	少许

调味料

盐、胡椒粉	各少许

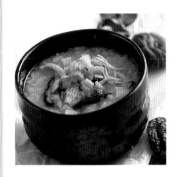

做法

1 鸡骨洗净，先以**滚水氽烫**、去血水后捞起备用。
2 鸡骨放入大锅中并加入6碗清水煮滚，转小火熬煮30分钟，捞出鸡骨，高汤留下备用。
3 糯米洗净，鸡肉切丁，香菇泡软切丁，均备用。
4 将糯米、鸡丁、香菇丁放入高汤中煮滚，转小火熬煮约30分钟，熄火前加盐、胡椒粉调味，食用时撒上芹菜末即可。

炒米粉

功效 提供丰富的蛋白质与热量，可以增加体力。

材料（1人份）

米粉	100g
鸡蛋	1个
香菇	2朵
虾米、木耳	各少许

调味料

盐、酱油	各1小匙
胡椒粉	少许

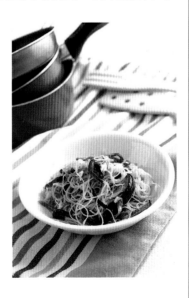

做法

1 鸡蛋打散，米粉、香菇、虾米、木耳分别用冷水泡软，香菇及木耳切丝，连同其余材料均备用。
2 起油锅，先炒蛋花、盛起备用。
3 再起油锅，爆香香菇丝、虾米，再放入木耳丝略炒，接着再放入米粉炒至熟透，熄火前加入所有调味料及炒蛋再次拌匀即可。

妇产科医生写给准妈妈

怀孕 生产 一定要知道的大小事

主食类

菠萝炒饭

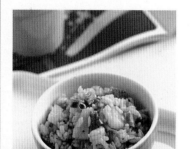

功效 可以帮助产妇消化、补气养血、滋阴润燥。

材料（1人份）

白饭	1碗
菠萝罐头	30g
鸡蛋	1个
培根	1片

调味料

盐、酱油、胡椒粉

各1/2小匙

做法

1 培根、菠萝切丁，鸡蛋打散，均备用。
2 起油锅，先炒蛋花、盛起备用。
3 再起油锅，爆香培根丁，放入凤梨丁拌炒均匀。
4 最后放入白饭、炒蛋及所有调味料炒均匀即可。

南瓜饭

功效 具消炎止痛、治疗便秘、增强抵抗力等功效。

材料（2人份）

白米	1杯（350g）
南瓜	100g

做法

1 将南瓜洗净切块，白米洗净均备用。
2 锅中放入白米、南瓜块及适量清水，以电饭锅煮熟即可食用。

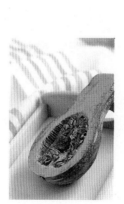

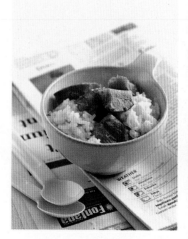

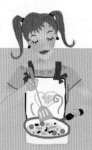

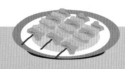

辣炒鸡丁

 功效 具补气健脾、强壮体质、增加肠胃蠕动等功效。

材料（1人份）

鸡胸肉	150g
笋丁	50g
姜末	少许

腌料

酱油	1大匙
米酒	1/2大匙
水	1/3碗
玉米淀粉	1小匙

调味料

酱油	1大匙
糖	1/2大匙
玉米淀粉	1/2小匙
清水	70mL
辣豆瓣酱	少许

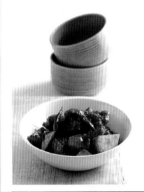

做法

1 鸡胸肉洗净、切丁，以腌料腌约20分钟备用。
2 起油锅，放入鸡丁过油至鸡肉表面呈白色，捞出、沥去多余油脂备用。
3 再起油锅，爆香姜末，加入米酒及辣豆瓣酱拌炒匀。
4 最后放入所有调味料煮滚，再加入鸡丁、笋丁炒至上色、入味即可。

蒜泥白肉

 功效 可促进孕妇的新陈代谢、保暖，缓解阵痛等。

材料（1人份）

猪肉	200g
米酒、辣椒末	各少许

调味料

蒜泥、酱油膏	各1大匙

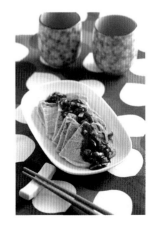

做法

1 锅内加入适量清水、煮滚。
2 再放入猪肉与米酒，待猪肉煮熟后，捞出猪肉切成薄片。
3 将肉片放入盘中排盘，淋上混匀之调味料及辣椒末即可。

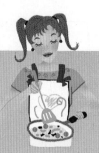

肉类

青椒牛肉

功效 补充铁质、钙质、纤维素及增强产妇体力。

材料（1人份）

牛肉	200g
青椒、洋葱	各100g
辣椒	少许

腌料

米酒、酱油	各1大匙
太白粉	1小匙
清水	175mL

调味料

酱油、胡椒粉	各1/2大匙
盐、鲜鸡粉	各1/3小匙

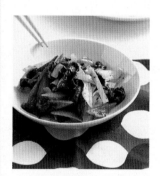

做法

1 青椒、洋葱、辣椒洗净、切丝，牛肉切成粗条状，以腌料腌约20分钟，均备用。

2 起油锅，放入牛肉条过油至肉呈白色，捞出、沥去多余油脂备用。

3 再起油锅，爆香洋葱并炒软，再放入青椒丝、辣椒丝、牛肉条及所有调味料拌炒均匀即可。

照烧鸡腿

功效 增强产妇抵抗力及体力。

材料（1人份）

鸡腿	1只

调味料

味淋	3大匙
糖	1大匙
酱油	5大匙

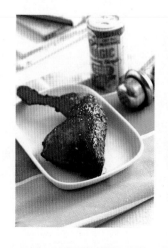

做法

1 将调味料一起混合搅拌至糖完全溶解备用。

2 鸡腿洗净、用面纸吸去表面多余水分，再放入调味料中腌约30分钟。

3 烤箱设定为180℃并预热5分钟，再将鸡腿移入烤箱烤约10分钟即可。

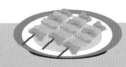

梅醋排骨

 具有清热解毒、健脾开胃、美容养颜等功效。

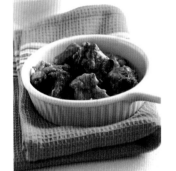

材料（1人份）		调味料	
小排骨	200g	冰糖、酱油、梅子醋	
			各2大匙
		米酒	1大匙
		水	1/2碗

做法

1 将所有的调味料均匀搅拌做成腌料，再放入小排骨腌约20分钟备用。

2 起油锅，放入小排骨及腌料，以小火煮至酱汁微收即可。

香卤牛肉

 可以补血、补气，温热身体、修补肌肉组织等。

材料（1人份）		调味料	
牛腱心	1个	酱油	1/2碗
姜片	8片	冰糖	4大匙
辣椒	1个	中药卤包	1包

做法

1 牛腱心洗净，再以开水汆烫、去血水，捞起，冲洗干净备用。

2 取一只深锅，放入卤包、姜片、辣椒、所有调味料及可盖过材料的清水后煮开。

3 放入整个牛腱心，先以大火煮滚再转小火卤约1.5小时后熄火，静置一晚让牛肉充分入味后，待要食用时再切片即可。

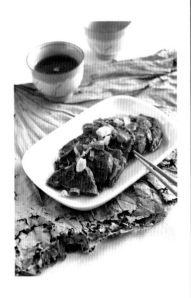

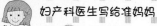

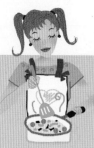

海鲜类

清蒸石斑

功效 提供高品质的蛋白质，也可让宝宝更健康。

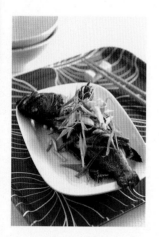

材料（1人份）		调味料	
石斑鱼	1条	酱油	3大匙
葱丝、姜丝、辣椒丝		米酒	1大匙
	各2大匙		

做法

1 石斑鱼洗净，在鱼身表面各划几刀（建议划到见骨，确保鱼肉一定熟透）。

2 盘中放入石斑鱼，再铺上葱丝、姜丝及辣椒丝，并淋上酱油与米酒。

3 移入锅中，以中火隔水蒸约10分钟即可。

豆豉鲜蚵

功效 补充钙质、铁质等，还能美容养颜、帮助伤口愈合。

材料（1人份）				调味料	
鲜蚵（牡蛎）	150g	葱	2根	鲜鸡粉、香油	各1/4匙
嫩豆腐	1/2盒	辣椒	少许	地瓜粉	1大匙
豆豉	1大匙			盐、胡椒粉	各少许

做法

1 取出嫩豆腐切小块，葱、辣椒洗净、切末均备用。

2 牡蛎先以少许盐抓洗，再用清水洗净，均匀撒上一层地瓜粉后在开水中氽烫一下，捞起、沥干水分备用。

3 起油锅，爆香豆豉，再加入90g清水煮成酱汁。

4 最后再放入牡蛎、豆腐丁及调味料炒匀，起锅前撒上葱末与辣椒末即可。

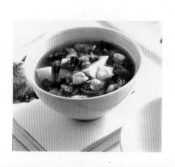

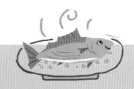

青葱鲜虾

 防癌、提升免疫力，热量低又能增加蛋白质。

材料（1人份）		调味料	
沙虾	200g	酱油	1大匙
葱段	2根	芥末酱	1小匙
姜片	2片	米酒	1大匙

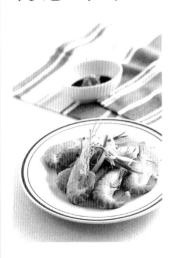

做法

1 沙虾去肠、洗净，锅中放入适量清水、青葱段及姜片煮开，再倒入米酒。
2 再放入沙虾烫熟、捞起排盘。
3 食用时，可依喜好搭配调味酱料。

柠檬鱼

 可以止咳化痰、预防感冒及促进血液循环等。

材料（2人份）				调味料	
鲈鱼	1条	肉桂叶	2片	砂糖	1/2小匙
姜泥	1/2大匙	柠檬	8片	花椒粉	1/4小匙
青葱末、辣椒末	各少许			米酒	1大匙
				盐、胡椒粉	各少许

做法

1 鲈鱼洗净，在鱼的两面涂抹盐及胡椒粉，并铺上肉桂叶静置20分钟，肉桂叶丢弃不用。
2 起油锅，爆香姜泥、砂糖及花椒粉，要确定砂糖完全溶解。
3 将酱汁淋在鲈鱼上面，再淋上米酒，移入蒸锅中蒸约15分钟、取出、盛盘。
4 食用时摆上柠檬片、撒上青葱末及辣椒末即可。

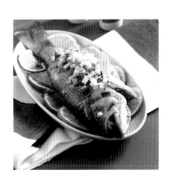

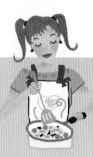

海鲜类

九层塔炒海瓜子

 功效 可以改善腰酸背痛、预防妇女疾病等。

材料（2人份）		调味料	
海瓜子	300g	米酒	1/2大匙
九层塔	1把	酱油膏	1大匙
蒜末	1/2大匙		
辣椒丁	少许		

做法

1 海瓜子洗净、沥干水分，九层塔洗净、挑选嫩叶后均备用。

2 起油锅，爆香蒜末、辣椒丁，再放入海瓜子及淋上米酒拌炒均匀。

3 盖上锅盖焖煮至海瓜子的壳完全打开，再倒入酱油膏炒匀，熄火前撒上九层塔即可。

盐酥虾

 功效 可促进新陈代谢、增强体力。

材料（1人份）		腌料		调味料	
草虾	200g	盐	1小匙	胡椒盐	1小匙
葱末、蒜末、姜末、辣		米酒	1大匙		
椒末、玉米淀粉		胡椒粉	1/3小匙		
各1小匙					

做法

1 草虾去须及肠，洗净、沥干水分，以腌料腌约5分钟，取出草虾并在表面抹上一层玉米淀粉备用。

2 起油锅，爆香葱末、蒜末、姜末、辣椒末，放入草虾及胡椒盐拌炒即可。

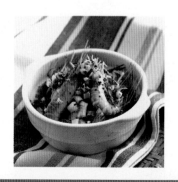

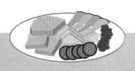

红豆饭

功效 红豆可以利尿、消水肿，还能补血、美容等。

材料（1人份）

白米	200g
红豆	100g

做法

1 红豆洗净、以清水浸泡5小时，白米洗净均备用。
2 将红豆与白米混合，移入电饭锅煮成红豆饭即可

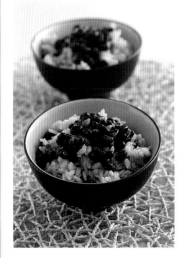

香卤豆干

功效 含丰富钙质可以预防骨质疏松，还能降血压、排毒。

材料（1人份）

豆干、豆泡、海带结	各100g
黄豆、香菇	各50g

调味料

素卤包	1包
盐、冰糖、酱油	各适量

做法

1 将所有材料洗净、沥干水分，黄豆以清水浸泡3小时，均备用。
2 取一只深锅，加入适量清水煮开后再放入所有材料及调味料。
3 先以大火煮开，再转小火卤约1小时即可。

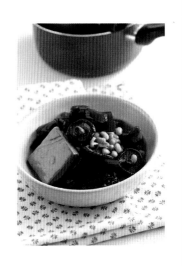

85

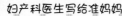

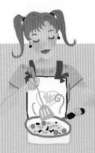

素食类

脆炒什锦菇

功效 具有增强免疫力、美容养颜等功效。

材料（1人份）

香菇、金针菇、杏鲍
菇、豆芽菜　　各100g
葱丝、辣椒丝　各少许

调味料

盐、胡椒粉　　各适量

做法

1 将所有菇类洗净、切成长条状，豆芽菜洗净、去头尾后均备用。

2 起油锅，放入所有材料快炒，再加入适量清水并盖上锅盖焖至菇类熟软，熄火前再加盐、胡椒粉调味。

3 最后加入葱丝、辣椒丝拌匀即可。

酸甜莲藕

功效 莲藕可以改善失眠状况，还可以开胃、止咳。

材料（1人份）

莲藕　　　　　100g
辣椒丁　　　　适量

调味料

盐、糖、白醋　各1小匙

做法

1 莲藕去皮洗净、切薄片备用。

2 将藕片放入沸水中，先以大火煮开，再转小火煮至藕片熟软。

3 熄火、取出藕片，加入适量调味料腌至藕片充分入味即可，冷藏后食用，风味更佳。

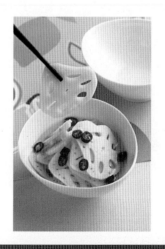

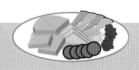

芥末绿花椰菜

功效　花椰菜可以助消化、消水肿等。

材料（1人份）

花椰菜　　　　　100g

调味料

酱油膏、糖、盐　各少许

做法

1 花椰菜洗净、切成小朵，再以沸水烫熟、捞起、盛盘备用。

2 所有调味料拌匀做成淋酱，待食用时淋在花椰菜上即可。

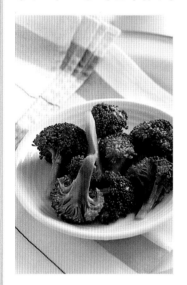

凉拌珊瑚草

功效　整肠健胃、补充胶原蛋白、让肌肤湿润。

材料（1人份）

珊瑚草　　　　　40g
柠檬汁、姜末、辣椒丝
　　　　　　　各少许

调味料

苹果醋　　　　　1大匙
麻油、盐、蜂蜜　各少许

做法

1 将珊瑚草泡在混合好的柠檬汁及清水中约12小时，待它充分泡至软化。

2 捞出珊瑚草，先用盐抓洗，再以清水充分洗净、切小朵备用。

3 将所有的调味料拌匀做成酱汁，淋在珊瑚草上并撒上辣椒丝即可。

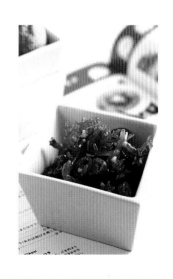

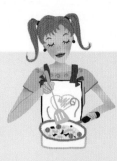

蔬菜类

鱼香茄子

功效 茄子可以清热解毒、改善妇女白带过多的问题。

材料（1人份）

茄子	200g
猪肉末	60g
葱末、姜末、蒜末	
	各1大匙

调味料

辣豆瓣酱、米酒、糖、黑醋、太白粉	
	各1/2大匙
酱油	2大匙
清水	90mL

做法

1. 茄子洗净、去蒂、切成适当长度的长段，接着再对切成两半。
2. 起油锅，放入茄段炸至熟软，捞起备用。
3. 另起油锅，爆香葱末、姜末、蒜末，放入肉末及米酒炒至肉末熟透、入味。
4. 接着再加入辣豆瓣酱炒香，再放入其他调味料煮开，最后加入茄段拌炒均匀即可。

凉拌青木瓜丝

功效 高纤、低热量，可以改善肠胃功能。

材料（1人份）

青木瓜	100g
小番茄	2粒

调味料

盐、柴鱼粉	各1/3小匙
七味粉	1/2大匙
香油	1大匙

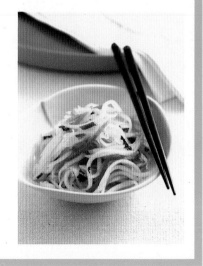

做法

1. 青木瓜削皮、去子、刨成细丝，加入盐使木瓜丝软化后，再倒出多余水分。
2. 用冷开水冲洗木瓜丝以去除咸味，并沥去多余水分后备用。
3. 小番茄洗净、切半，与木瓜丝及所有调味料拌匀即可食用。

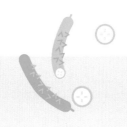

培根炒高丽菜

 具有抗癌、预防感冒、消除疲劳的功效。

材料（1人份）

高丽菜	200g
培根	1片
大蒜	1粒
辣椒丝、青蒜段	各少许

调味料

盐、米酒	各1/2小匙
胡椒粉	少许

做法

1 高丽菜洗净、切片，培根、大蒜切片均备用。
2 起油锅，爆香蒜片、培根片及辣椒丝，再放入高丽菜、青蒜段拌炒均匀。
3 加入米酒，以中火加盖焖煮至高丽菜软熟，起锅前加入胡椒粉调味即可。

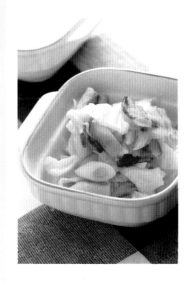

青蒜菠菜

 菠菜可以美容养颜、让头发乌黑亮丽、养肝。

材料（1人份）

菠菜	200g
大蒜	1粒

调味料

盐	少许

做法

1 菠菜洗净、切段，大蒜切片，均备用。
2 起油锅，爆香蒜片，放入菠菜拌炒至熟，起锅前加盐调味即可。

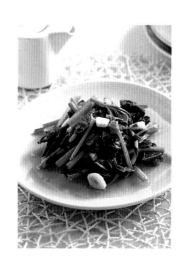

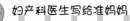
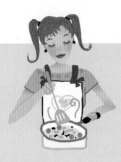

蔬菜类

凉拌苦瓜

 功效 苦瓜可以消暑降火、帮助消化、美肤明目等。

材料（1人份）

苦瓜	100g
辣椒丝	少许

调味料

糖	1/4小匙
柴鱼酱油、芥末酱	各1/2小匙
沙拉酱	1大匙

做法

1 苦瓜洗净、去籽、切薄片，以冷开水中浸泡并冷藏至苦瓜片呈透明状。
2 取出苦瓜、沥干水分后排盘。
3 撒上辣椒丝，所有调味料另外拌匀做成酱汁。
4 食用前蘸酱汁即可。

甜椒沙拉

 功效 促进皮肤及骨骼、肠胃健康。

材料（1人份）

红、黄甜椒	各20g
芦笋	30支
红萝卜	15g
紫色高丽菜	30g
鲑鱼	30g

调味料

盐	少许
黑胡椒	适量
和风沙拉酱	适量

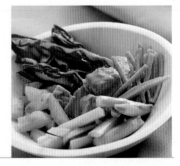

做法

1 甜椒洗净、切块，红萝卜和紫色高丽菜洗净、切丝。
2 芦笋洗净、切段，先以热水烫熟，再放入冰水中冰镇备用。
3 起油锅，先放入鲑鱼煎熟，并撒上盐和黑胡椒调味，再切成约2cm×2cm的立方小块。
4 将所有材料盛盘，淋上和风沙拉酱即可食用。

紫米桂圆粥

功效 紫米桂圆粥可以补气、养血、安神等。

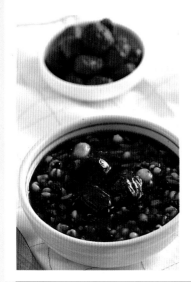

材料（1人份）

紫糯米	150g
圆糯米、桂圆、去芯莲子、去核红枣	各30g

调味料

黑糖	适量

做法

1 莲子、紫糯米、圆糯米洗净，紫糯米、圆糯米用水浸泡3小时，均备用。

2 取一只深锅，倒入2 500mL清水煮开，再放入紫糯米，先用大火煮开，再转中火煮30分钟。

3 接着再加入圆糯米煮20分钟，待汤汁变得浓稠后，再放入桂圆、莲子及红枣续煮10分钟，熄火前加糖调味即可。

桂圆花生汤

功效 促进血液循环、暖活身体、丰胸、治咳嗽。

材料（1人份）

桂圆	30g
花生	100g

调味料

黑糖	适量

做法

1 桂圆、花生漂洗后均备用。

2 取一只深锅，加入5碗清水及花生，先用中火煮开，再转小火煮1小时。

3 最后加入桂圆续煮10分钟，熄火前加黑糖调味即可食用。

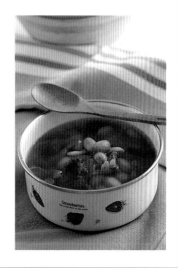

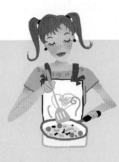

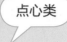 点心类

红枣南瓜球

功效 黑糖可以防止血管硬化、缓解生理疼痛。

材料（1人份）

南瓜	100g
去核红枣	5个
玉米淀粉	30g

调味料

黑糖	适量

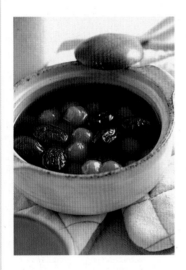

做法

1 南瓜削皮、去子、切块状备用。

2 移入锅蒸熟，取出捣成泥状，加入适量黑糖调味。

3 加入玉米淀粉与南瓜泥拌匀，揉搓做成南瓜球。

4 将南瓜球放入滚水中煮熟，待南瓜球浮起，再加入红枣煮滚，食用前加黑糖调味即可。

银耳莲子汤

功效 银耳可以润肤、补肾、润肺及提高免疫力。

材料（1人份）

银耳	50g
去芯莲子	20g
红枣	10g

调味料

冰糖	适量

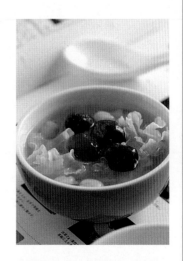

做法

1 银耳、莲子洗净，泡水2小时，均备用。

2 取一只深锅加水煮开，放入莲子、银耳及红枣先以大火煮滚，再转小火煮至莲子熟透。

3 食用前加入冰糖调味即可。

第 **4** 章

临产与分娩

宝宝要出生了！当你能够了解分娩过程中种种的生理变化，对生产抱着平静的心情与坚强的态度，并自然地面对生产中阵痛的来临，就能更放松且有自信地顺利生下一个健康宝宝。

◆ **分娩前应注意的事项**

◆ **分娩中应注意的事项**

◆ **剖宫生产应注意的事项**

◆ **分娩后应注意的事项**

第一节

分娩前应注意的事项

一、我到底什么时候才会生啊？

在门诊产检时，接近预产期的孕妇常会问我："洪医生，我什么时候会生啊？"我总是笑着对她们说："我如果知道你哪一天会生，就改行去当算命仙，不用当医生了……"。

许多人都受到电视上剧情的影响，总以为生产就会像电视剧情一样，忽然走在路上就肚子痛了起来，然后就快生了……事实上生产前会有一定的征兆，尤其是对初产妇来说，有些人甚至从阵痛到生产会经过10 多个小时，你一定会知道自己即将生产了，不必太过紧张。

Q&A 怀孕几周分娩才是正常的呢？

其实人类的胎儿平均经过280 天就会呱呱落地。所谓的280 天，是指从最后一次月经的第1 天算起的时间，如果从受孕日算起，大约是266 天，预产期就是依此算出来的。

不过实际上，真正准确的在预产期当天出生的比例并不高，大多数宝宝都是在预产期前、后2周出生，因此我认为从接近预产期的2 周起，孕妇就要有随时可能生产的准备，而只要在这段时间内生产，都算是足月生产。

二、怎么知道我要生了

怀孕进入37 周以后，就算是进入待产阶段。这段时间里，你的身体将开始出现一些变化，好为生产做准备，常见的变化有：

1）下坠感。

2）频尿。

3）下背部疼痛。

4）子宫收缩的频率、强度变强。

5）阴道分泌物增加。

这时你可能会发现，肚子里的宝宝已经移到腹部下方，这表示胎头已经进入骨盆腔，这种现象在第1 次怀孕的孕妇身上特别明显，如果是第2 次（或以上）生产的孕妇则不见得会有这样的感觉！这是因为第1 次生产时，骨盆肌肉已经伸展过一次，所以在准备第2 次生产时不需要再事先暖身。在这个阶段里，孕妇会感到呼吸变得比较顺畅，胃所受到的压迫感也变得比较小，原因在于宝宝的头已进入骨盆开口，所以腹部会感觉比较小、比较轻，而产生一种较为舒适的"轻松感"。

再者因为宝宝的头更靠近膀胱，膀胱有压迫感，因此你会经常感觉有尿意而常跑厕所。加上随着宝宝越来越重、越来越往下降，在子宫与骨盆的韧带组织拉扯下，骨盆也会因而出现酸痛现象。这时下背脊椎旁的肌肉，也容易出现疲劳而有疼痛的感觉！

暖身的宫缩将从不舒服渐渐变得很痛，虽然还比不上真正分娩的宫缩疼痛，但还是强到可以让子宫颈开始变薄，此时子宫颈将会从厚壁的圆锥状变成薄壁的杯型，收缩也会持续变强，直到分娩前夕。此时如果你可以尝试改变姿势或试着多走动，或许宫缩便可能获得减缓。

你可能会发现分泌物增加了，不过正常来说，分泌物的颜色会呈蛋清状或带点粉红色，与"落红"不同。

医 生 叮 咛 你

接近预产期时，该做些什么才好呢？

我的建议是："放松心情，好好休息"！在这同时，不妨开始准备住院用品、检查一下产前应准备事项，并把该交代的事交代一下，同时增加摄取碳水化合物来补充营养、储备能量。没事则多练习放松与舒缓疼痛的技巧，这对即将到来的生产过程将会有所帮助。

三、真产痛和假性阵痛

接近预产期又出现一阵阵子宫收缩的现象，一定让许多准爸妈们手忙脚乱，就怕来不及到医院，宝宝就急着出来打招呼。

不过，有些阵痛其实只是虚惊一场，常见到准妈妈在家里痛了好几个小时，全家人兴冲冲地以为要生了，跑到医院检查却发现子宫颈没开，只是假痛而要你们回家。很多人都有类似的经验，因此区分假性阵痛与真产痛的差别，才可以减少无谓的奔波和挫败感。

假性阵痛是很累人的，有的人假性阵痛只有几个小时，有的人则可能痛上好几天。假性阵痛有时与真阵痛很像，最主要的差别在于子宫颈是否有进行性的变化，包括变软、变薄以及扩张，不过这点却必须透过医护人员检查才知道。

假性阵痛和真产痛的症状比较

症状	处理
假性阵痛 ①不规律的收缩，疼痛感并没有明显的越来越密集 ②收缩常随着孕妇走动、改变姿势或补充水分而减轻 ③子宫颈仍是闭锁的 ④没有见红现象 ⑤通常只有下腹部痛，尤其子宫底（上腹部）并不痛	孕妇出现假性阵痛，可借下列方法帮助减轻痛苦： ①喝点水、果汁或者汤汁 ②尝试改变姿势或多走动 ③吃清淡而易消化的食物，例如米饭、全麦饼干及水果，避免辛辣刺激或是太油腻的东西 ④轻轻按摩，尤其是产妇的脚底、肩膀及背部 ⑤练习松弛技巧，例如：深呼吸、冥想或是淋浴来放松自己 ⑥看场电影！（但是不是指恐怖、紧张、悬疑片。）
真产痛 ①子宫收缩往往因孕妇走动而增强 ②子宫颈开始扩张 ③有见红的现象 ④整个突出的腹部都会痛，而且疼痛频率越来越密集	尽快入院待产

四、分娩前的产兆有哪些？

分娩征兆（即产兆）在孕期最后3周内（37周以上）出现时，是正常且可预期的，但若在预产期的3周前出现，就应该小心检查并评估。不管如何，只要产兆出现，你就该尽速入院检查或待产。

1. 产兆1：落红

当粉红或暗红色血丝混着黏液分泌物从阴道口流出来，就表示子宫颈口开始变薄，孕期即将进入产程。你要知道，子宫颈在开之前，会先变短、变软且变薄，在这样的变化过程中，子宫颈口的黏液栓塞会流出，色泽将从暗褐色逐渐变为鲜红色，当胎儿下降、子宫颈扩张并与胎膜分离、阴道会排出杂有鲜红色或褐色血丝的黏液分泌物，就是所谓的落红。

知识便利贴

落红与出血，有何不同？

不同处在于"出血"流出来的是血红色的分泌物，甚至是鲜红的血，会像月经一样把棉垫或内裤沾湿，可能是产程进展较快或是出现胎盘提早剥离的现象，这时应该尽速就医。

2. 产兆2：破水

睡眠中忽然发现一摊湿湿的，闻起来不像尿液的味道，而且移动位置时觉得阴道里面还会有水流出，那么有可能是羊膜破裂，也就是俗话说的破水了。

正常的羊水呈现透明清澈状，一个足月怀孕的妇女，子宫内会有500~1 000mL的羊水，大家可以想象一下，这大约是2杯珍珠奶茶的量。当发生破水时，你可能会觉得阴道有水在流出。可能是大量，也可能是少量、断断续续的。大部分产妇破水之后在12小时之内，就会开始阵痛，不过也有15%的产妇会在阵痛后破水。

由于破水会增加感染或脐带脱落的机会，因此无论何时发生破水，一旦有破水感觉，就应马上住院待产，并且密切监测胎儿健康状况与产程进展是否顺利。

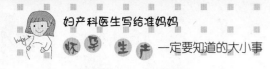
3. 产兆3：阵痛

一般而言，足月初产妇要每3、4分钟阵痛1次（或频率更密），才会有明显的产程进展。所以最初的几个小时不妨在家里等待。但是如果觉得胎动减少或是收缩变强、出血量增加，就应立刻就医。至于生过一胎以上的经产妇，从开始有感觉到有子宫收缩增强到每5分钟阵痛1次（或频率更密），就可以考虑前往医院。值得注意的是，由于第2胎产程进展远比头胎来得快，所以时间掌握务必留意，以免发生意外在家生产或生在半路上。

子宫收缩一开始可能会温和而不规则，但是一旦进入产程，宫缩就会变得更强且持续愈久（一次宫缩约60秒），最后每隔3~5分钟就会有1次宫缩！

你可能会觉得这种收缩是从下背开始，然后传到鼠蹊部的周围。有些人则是觉得像是月经来潮时的绞痛；有人则觉得在接近子宫颈的地方，有被拉扯的感觉；还有人觉得肚皮有紧绷，同时好像有一把钳子夹住下背及下腹部位置。当开始有宫缩出现时，你可以计算收缩的时间与间隔，对初产妇而言，大多数的医护人员都会告诉你，当收缩频率每隔5分钟1次，每次持续约1分钟时，就必须到医院准备待产。太早入院待产，有时会造成产妇心里过度焦虑，误以为产程过长生不出来，因而增加剖宫产的机会。

医生叮咛你

细诉产前的征兆！

落红、阵痛、破水等现象都是常见产兆，它们的发生并无固定的先后次序，有时甚至会同时并存。不过，产兆并不表示一定就会立即生产，因为随着产程的进展，很容易有类似的感觉出现。例如，在即将生产的前几个礼拜，准妈妈可能常有子宫不规则的收缩，而造成不舒服或者腹痛，这些不规则的收缩是假阵痛，真正的产痛是有规则的阵痛，至少10分钟会出现1次，而且时间间隔会愈来愈密集，疼痛强度也会愈来愈强。这时子宫颈会变得薄并且慢慢地扩张，因此可能伴随有落红或破水现象，此时才是真正待产时机。

此外，在这段时间里，有些准妈妈会感到胎头下降并有轻松感，甚至合并出现下坠解便感，这主要是因为胎头下降、压迫到直肠肛门的缘故，千万不要以为是吃坏肚子而去上大号，反而应该立即带着产检手册到医院产房检查！

五、什么时候该到医院呢？

什么情况下该到医院呢？首先，在怀孕第9个月前、后的产检时，你可以询问医生有关"什么情况下该到医院？"之类的问题。因为每位准妈妈的状况不同，你可能有必须提前入院的特殊原因，像是合并有乙型链球菌感染的准妈妈即是一例。此时，医生会提醒你该注意的分娩征兆，如果是已经有生产经验的准妈妈们，医生会依据你先前的生产状况而给予不同的建议。

因此，当你发生与医生指示相符的症状时，就可准备到医院来。如果你真的无法确定，却又担心、害怕、不知道该怎么办，当然也可以来医院接受检查，不必担心自己万一只是太紧张、虚惊一场而不好意思。医院的产房就像是24小时营业的便利商店，随时都会有医护人员帮你检查或做说明。

此外，在正常状况下，初产妇从阵痛开始到生产，大概需要10多个小时，所以当开始阵痛还没有破水的情况下，准妈妈不妨先沐浴清洗，让身体清爽后再入院待产。我们多半会建议产妇要卸妆，同时卸除指甲油，因为嘴唇与指甲的真实颜色可以作为医生诊断产妇是否异常，比如贫血的依据。当然，空着肚子是没有体力"应战"的，所以不妨吃点食物，好补充生产时所需的体力。

说到这里了，我相信一定还是会有准妈妈想问："那我到底什么时候入院准备生产，情况才会控制得刚刚好呢？"其实，只要你出现以下状况，我就建议你应该立刻到医院检查，甚至待产：

（1）规则阵痛。

指的是37周以前子宫即有规则收缩，或37周以后子宫出现以下收缩状况：初产妇，每5分钟规则收缩1次，持续1小时以上。经产妇，每10分钟规则收缩1次。

（2）破水。

羊水是透明无色略带腥味的液体，当胎膜破裂时，羊水会从阴道流出，这就是所谓的"破水"。怀孕时任何阶段发生破水，都应该垫上卫生棉，并且立刻就医检查，以免发生并发症。

（3）见红或阴道大量出血。

当阴道大量出血不止，即使没有阵痛，也务必立即到医院就诊。

（4）任何特殊变化。

像是出现头痛、视线模糊、解尿疼痛、右上腹疼痛或自觉胎动有明显减少的时候，都应该立即到医院检查。

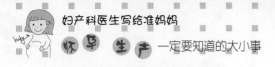
（5）你心里觉得不安的时候。

当你担心胎儿状况或是对自己的状况觉得焦虑不安，都可以到医院检查，请医护人员检查，让你放心。

六、入院前该准备什么东西？

很多初产妇都担心，不知道上医院生产时要带什么东西？下一页所列举的项目，可以作为参考。你可以根据自己的需要选择适合的物品，事先包裹整理好待产以及产后所需之物品，以免突然面临分娩时，因惊慌而措手不及。

目前医院所供应的用品都相当齐全，包括产妇的睡衣、产垫、纸裤以及婴儿衣物、尿布及奶粉等。医院里面或附近往往也有医疗用品商店或便利商店，方便你临时采购必须或忘了准备的物品。

七、产妇入院待产须知

我在前面章节中曾经提过，预产期之前的3周以及预产期之后的2周，都算是正常的生产期。在这个阶段里，产妇除了多休息，也不妨在心中默想，预演一下生产过程，甚至认识一下待产的环境，以降低待产的紧张感。

至于在入院待产前，我要先让大家了解一下你可能会接受的医疗措施，缓和一下你真正待产时的紧张情绪……

1. 打点滴——补充水分或给予药物

打点滴可以补充产妇在分娩过程中所流失的水分，以及因为呕吐或吃不下东西所引起的虚弱，同时也方便给药，包括催生、降血压或预防抽搐发生的药物，或是应付紧急状况时必须急救或输血时所用。不过打点滴会影响活动，所以如果走动对你的产程有帮助时，护士小姐可能会先留软针在你手上或使用活动点滴架，方便你活动。

2. 灌肠——避免生产过程遭受感染

正确的灌肠可以清除直肠内粪便，以避免分娩用力时的不自主排便，造成污染生产过程和产褥期感染的发生。

入院前要准备的物品一览表

项目	内容物
文件类	医保卡 病历 产检手册 身份证 信用卡或储蓄卡
妈妈用品类	自用盥洗用具 前开口换洗衣物 梳子 拖鞋 保温杯 保暖外套 热敷袋可热敷背、腰，以减少背部不适 舒适的鞋以及宽松的衣物 音乐：听音乐可以转移阵痛的焦点，使情绪较平静
宝宝用品类	住院期间，有关婴儿用品多半由院方供应，但出院前需自备一套婴儿衣服和大毛巾或小被子，以便出院当日使用。

备注：

1. 把戒指或手镯拿下：

这些饰品常会在产程中因为产痛、握紧双手而造成不舒服，而且忙乱中也容易遗失，所以建议入院前，不要佩戴贵重首饰。

2. 不必带太多钱：

住院期间的花费，多半是每周结账1~2次，而且并非限时立刻缴纳，一定会有充裕的时间去提款机取钱。目前医院都设有提款机，有些也接受信用卡刷卡，付费相当方便，所以提醒准妈妈，勿携带贵重物品及过多金钱，以防遗失。

有些产妇在阵痛时会出现腹泻的情形，或是入院前已排便干净，如果医生或护士内诊时已感觉无大便硬块在直肠内，这时可以考虑不灌肠。此外，有些经产妇在抵达医院时已是阵痛频频，可能马上要生产，或医生认为有破水可能的情况下，多半也不建议灌肠。

3. 胎心音监视器❶——用以监视整个产程

阵痛开始后，表示小宝宝即将降临这个世界，然而这趟旅程并不见得轻

---

❶ 胎心音监视器

医生用来监视、记录胎儿心跳的变化以及子宫收缩的情况，它会放置在母亲腹部并以带子固定。

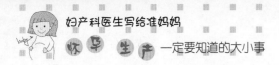

松，还可能有风险，这时便有赖胎心音监视器来掌控胎儿的状况。

现在的胎儿监视器可同时测量子宫收缩的强度和频率，也可以观察胎儿心跳的变化，是诊断胎儿窘迫最直接、最方便的工具。一般来说，连续的胎儿监视是最安全可靠的。只是待产的产妇身上必须一直装着监视器，行动不大方便。因此如果阵痛没有痛到不能走动，怀孕状况也没有明显危险因素，在没有破水的情况下，有些医生会鼓励产妇多走动以促进产程进展。此时胎心音监视器的使用便会是间歇性的，也就是每隔一段时间监测胎儿状态，多半是在子宫收缩后评估。等到产妇阵痛愈来愈强，甚至已经很难走动，或是已经破水也不宜走动时就可能建议躺卧，并进行连续性胎心音监视。

4. 控制饮食——以免影响分娩时的用力

开始阵痛以后，我会建议产妇不要大量进食，以免阵痛增强后因为副交感神经作用刺激而出现严重呕吐。事实上大多产妇在此时，也多半没有什么胃口！但如果长时间不进食，有些产妇会饥饿甚至胃痛，这也有可能会影响后来的用力。所以不妨吃一些含淀粉类的低渣食品，如面包、饼干或是果汁等，避免牛奶、蛋糕、肉类等不容易消化的食物。不过，如果待产时有出现突发状况，让医生考虑随时有紧急剖腹手术的可能时，医生们通常会建议空腹禁食，透过点滴来补充能量，以避免麻醉或开刀时剧烈呕吐，造成吸入性肺炎的发生。

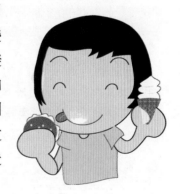

5. 剃除会阴部位毛发——有助会阴缝合

有些医院将剃除阴毛列入例行手续，剃除会阴附近下1/3 左右的阴毛！由于生产时多半会清洗及消毒生产部位，所以因为不剃毛而造成感染的机会并不会增加，因此剃毛与否并非绝对的。只是如果会阴部的阴毛太浓密，影响到会阴部位伤口的缝合时，医生多半还是会稍做修剪。

6. 会阴切开——医生帮你做判断

这些年，会阴切开手术引起极大的关注、讨论甚至被误解，例如许多产妇以为不做会阴切开就不会有会阴裂伤的情形。的确，有些医生在胎儿娩出时一律采取会阴切开，有些医生则只在需要时才剪开会阴。以上两种方式在重度（3度或4度）的会阴裂伤或阴道裂伤上的比例、会阴伤口的疼痛以及将来性生活不适的发生率上，均没有太显著的差别。

一律实施会阴切开，会增加阴道口后壁裂伤的机会。但是可以有较平整的伤口、缝合后伤口复原亦佳。不做会阴切开，生产发生阴道口前壁裂伤的机会则增加8成，包括裂到尿道或阴蒂，使得缝合发生困难，将来可能出现尿道狭窄或性交疼痛的后遗症。一般而言，初产妇比较需要会阴切开，经产妇则可以视情况而定，但是你的接生医生会做出最合适的判断。

八、如何让产妇熟悉生产环境？

对初产妇来说，熟悉生产环境应该可以降低一些对生产的恐惧。产房是个很特别的地方，因为那里可以体会到生命的喜悦，也是医院中唯一有喜事的地方。一般来说，产房可分为4个部分：检查室、待产室、接生室、恢复室，每个地方都有特别的功能，我将说明如下：

1. 检查室——产妇分娩的第一关

进入产房后，孕妇必须先在检查室的检查台上做初步的检查，包括内诊及胎心音测量，以确定是否要进入待产室。

如果怀疑有破水而不能确定时，常使用阴道扩张器（俗称"鸭嘴"）来看子宫颈口是否有羊水流出，或借试纸的颜色变化来确定是否有破水。若有较多量的阴道出血，则可使用超声波来探测胎盘的位置，确定是否有前置胎盘或胎盘早期剥离。此外，检查室的超声波，也可以测量胎儿大小、胎位与羊水量多少等。如果确定准备住院待产，就会使用血压计、温度计测量血压及体温，有必要的话也会使用灌肠剂来帮助排便，以避免生产时可能发生的污染。

2. 待产室——产妇暖身，准备进场

这是产妇待在产房当中最久的一个空间，在这里准备待产的妈妈会接受抽血、打点滴以及装置胎心音监视器，然后静待产程的进展。进入待产室的待产妇，如果子宫收缩的频率及强度不够时，则可能会影响产程，使得产程时间较久、进展较慢。在这种情况下，医生会先仔细评估产程进展，胎儿大小、产道窄宽等情形后，如果没有特殊问题，则会考虑使用子宫收缩剂帮助子宫收缩。

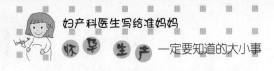
医护人员也只会依产程进展的程度，定期探视与检查。

3. 接生室——紧要关头的决战场

当子宫颈快开全，或已开全之后，产妇会被送入接生室准备生产。

接生室的产台有各种不同的设计，依需要而定。在子宫颈口已经全开后，胎儿头会逐渐下降，这时候要借助母亲腹部用力往下推，以利胎头下降。因此，产台两侧会有手把让产妇紧握以方便用力。

接生室的另外两项重要的器械是真空吸引器及产钳。有时候因为胎儿心跳突然出现问题、胎儿窘迫或因母亲生理状况（最常见的是母亲已经精疲力竭），无法用力了，这时必须缩短产程，或是因为子宫颈口开全时间过久等情况，必须使用器械来帮助胎儿娩下时，就要用到这些器械。但是使用时均需小心，以减少胎儿或产道的损伤。

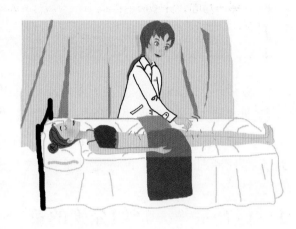

接生室里还会有一个专门照顾新生宝宝的保温空间，出生宝宝会先被抽吸出口鼻里的羊水或黏液，再擦干身体、点眼药膏、打针，以及其他新生儿必要的检查与护理。

4. 恢复室——产妇分娩后的休息间

产后要观察1~2小时，这是生产的最后一个阶段，通常在较具规模的产房，会有一个产后恢复的场所，让产妇在那休息并且开始进行母体与胎儿肌肤接触以及哺喂母乳。在产妇离开恢复室，被送到产后病房之前，医生会检查产妇子宫的收缩状况、会阴伤口以及恶露血量，看看是否有产后出血现象……护士小姐也会测量血压、体温、脉搏等生命现象，一切都正常才算大功告成。

总之，适当利用产房的设备与器械来照顾产妇的健康，达成顺利生产以及做好胎儿的处理，这是产科医生的目标与责任。准爸妈不妨利用产前参加妈妈教室的机会，事先参观了解一下自己未来将去生产的地方。

医 生 **叮** 咛 你

怀孕期间可以吃蜂胶吗?

蜂胶号称有许多疗效,包括预防感冒、治疗生殖道疱疹、治疗发炎以及对口腔疾病像口内疮、蛀牙、牙龈痛等都有不错的疗效。可惜的是,这些疗效都没有足够客观的研究报告来辅助证明。再者,也没有足够科学证据支持孕妇服用蜂胶对孕妇或胎儿有任何好处。相反的,许多蜂胶成品都含有高浓度酒精,这对孕妇跟胎儿其实反而是不好的。

另一方面,许多报告也指出,蜂胶是一种潜在的过敏源,孕妇服用可能会诱发严重的过敏反应,所以更要小心。

第二节

分娩中应注意的事项

一、终于等到我要生的那一刻！

进入产房待产，准爸妈们一定都很热切地想知道产程的进展，以及宝宝什么时候才会生出来？在这里，我们要先了解一下医护人员评估产程进展的常用名词，这不仅可以帮助准爸妈们了解产程的进展，也能减少大家不必要的焦虑喔！

医护人员常用的产程名词

1. Effacement（子宫颈变薄与变短）：子宫颈会由硬硬厚厚的圆锥状，慢慢变成薄而宽的杯形。变化进展的程度多半用百分比来呈现，好比0 %表示还没开始变薄，50 %表示变薄变软一半，100 %则表示完全变薄到像纸一样。有些医院则是用poor、moderate 和good 文字方式来描述。

2. Dilatation（子宫颈口扩张的程度）：子宫颈口扩张程度由完全闭锁0cm，到全开10cm。有的医院会用几指幅来表示，一指幅约代表2cm，所以子宫颈口全开大约是5 指幅宽。

3. Station（产位）：指胎儿先露部位下降的程度。当胎儿的先露部位（多半是头部）到达母体骨盆坐骨棘的位置时，称为"固定"（engagement），定义为零；在这个位置以上，则称为"漂浮"状态（floating），在这个位置以下几厘米，则以＋1，＋2，＋3，＋4，＋5 来表示。＋5 的位置表示胎头已经到达外阴部，可以从外面看到宝宝头皮了。有些医院则将从坐骨棘到外阴部这段距离分成三段，每一段约是一个指节长度，再分别定义为＋1，＋2，＋3；＋3 的位置就表示胎头到达外阴部啦！

其实产妇无法知道自己的子宫颈扩张及薄化程度，这必须经由医护人员内诊得知。大致而言，如果子宫颈扩张3 cm以上，那可能就须准备住院待产，如果子宫颈扩张小于3 cm，那么医生可能会请你们暂时回家；如果扩张程度为3~4cm之间，且觉得产痛并不是很强的话，那么留在医院做一段时间的观察，这也是一项合理的处置。

二、生产到底是怎么一回事？

整个生产的过程称作"产程"，包括从规则的阵痛开始，到胎儿娩出、胎盘娩出为止。医学上将产程分成3个阶段，分别是第一产程（子宫颈开口期）、第二产程（胎儿娩出期）、第三产程（胎盘娩出期），在每个过程中，产妇如何放松或用力其实都有诀窍，我将一一为大家做详细说明！

1. 第一产程：子宫颈开口期

（1）症状。

子宫开始规则收缩，到子宫颈口完全张开（开至10 cm或已有五指宽度）为止。

（2）代表意义。

当子宫收缩造成规则阵痛合并子宫颈渐进性变化（变薄及扩张），便表示开始进入生产的阶段。

子宫收缩造成的阵痛是一阵跟着一阵的，中间有休息的时刻，可以让产妇喘口气。这种规则的收缩可以将胎儿向下推挤，使子宫颈口由完全封闭而逐渐张开，最后全张开至10 cm，使胎儿能顺利通过。子宫不断收缩时，子宫内的羊膜可能承受不住压力而破裂，于是羊水就会经由阴道大量流出，这种情形称作"破水"。

至于流出的羊水中是否含有浓稠的胎便，可以让医护人员判断胎儿情况是否良好。大部分羊水囊的破裂都发生在第一产程的末期（尤其在子宫颈口快要全开的时候），如果产妇尚未开始阵痛，羊膜就先破裂导致羊水大量流出，则称作"早期破水"或"早发破水"。

医生叮咛你

第一产程的注意事项！

1. 子宫颈口少于3 cm时，除非疼痛难耐，不建议太早卧床平躺。
2. 子宫颈口未全开时，不要使劲费力，以免消耗体力。
3. 子宫收缩尚未强烈时，放松心情、养精蓄锐，在宫缩之间休息以恢复体力。
4. 子宫收缩时，配合做腹部深呼吸，避免慌张喘气。
5. 勿嫌排尿麻烦，适时排尿有助于产程进展。

一般来说，生产的过程中，第一产程所花的时间最长。初产妇需要8~16小时，经产妇需4~10小时，生产的次数越多，所需的时间越短。一些生在家里或车上的例子，多半是第2胎以上的生产。

2. 第二产程：胎儿娩出期

（1）症状。

生产进入第二产程时，阵痛的间隔愈来愈短，可能每2~3分钟就痛一次，阵痛的程度也更强，可以说是最痛、最艰苦的阶段。

（2）代表意义。

从子宫颈口全开到胎儿娩出的阶段。一旦字宫颈口全开，宝宝的头就会开始明显下降，进入产道。这时候往往会有一种想解大便的感觉，甚至有一种无法克制的冲动，想要出力把宝宝往下推。在这个阶段，医护人员会教你怎么用力（事实上，大多数的妈妈不需要别人告诉她怎么用力，就可以做得很好），帮助你把宝宝分娩出来。研究显示，短暂（5~6秒）、多次（每次宫缩3~5次）的用力，不会让你过度疲劳，还可以给宝宝更多氧气。记得在连续5~6秒的憋气用力后，把空气全部从肺部呼出，赶紧再吸饱空气，准备下一次用力。

有些产妇平躺比较会用力，有些则在床头稍微摇高以后（30°左右）才会用力，所以产妇可以采用对自己比较有利的用力方式生产。也有一些产妇采用腰部以上直立的方式，包括床头摇更高（达60°）或采取蹲姿等，而后者尤其需要有经验的陪产员辅助及扶持。直立姿势生产有可能比较好生，但是严重的会阴裂伤、需要输血的生产出血以及婴儿产伤的机会也可能增加。一般在平躺生产时，如果遇到比较难生的情况，医护人员会指道产妇将膝盖往上提并往外拉开，也可以使骨盆开到最大，帮助胎儿娩出。

3. 会阴部位的清洗、消毒

产妇快要生产时，会进行会阴部的清洗与消毒，以方便稍后进行会阴切开。这时阵痛会如浪潮般排山倒海而来，准妈妈必须配合阵痛用力才行。

4. 着冠（crowning）

当宝宝的头随着你用力，渐渐下降到外阴口，在这同时，你的会阴部会被胎头顶住，开始慢慢拉扯，一直到最后阴道打开，胎头呼之欲出。看起来就像是一个皇冠罩在宝宝头上一样，就称作"着冠"，或是"发露"、"先露"。此时产妇通常有强烈的便意感，不自主地想用力。阴道口会随着产妇使力和胎头挤压逐渐扩大，致使阴道与肛门间的会阴部伸展变薄，产妇必须听从指道继续呼吸使劲。

5. 会阴切开

接下来医生会判断你需不需要进行会阴切开手术，便于胎头娩出。如果认为有必要的话，会先在局部打麻醉药（当然，如果你有做无痛分娩，而且药效仍持续有效，就不需要再做局部麻醉），然后用剪刀剪开会阴部。

6. 胎儿娩出

胎儿多半都是以脸朝下的方式通过产道，在会阴切开、母亲使劲压挤之后，医生一手控制胎头冲出速度，另一手保护会阴，等胎头完全出来后，将胎儿的脸转向正侧面，再用止血钳夹住脐带，以剪刀断脐、胎儿便能与胎盘分离。

7. 清除胎儿口鼻黏液

胎儿娩出后需以吸球或吸管吸出口、鼻咽内的黏液，以免影响胎儿呼吸。

8. 检查胎儿状况

胎儿娩出后会放置在有保暖器的婴儿处理台上，观察胎儿的呼吸、肤色、活动力、心跳及反射能力。护理人员会立刻擦干宝宝身上的羊水、血液及胎脂，经过脐带处理、点眼药及维生素K皮下注射等处理，以及测量并记录胎儿的身长、体重、头围及胸围。有时会给予氧气和使用吸管吸清呼吸道。一切弄妥后，会把宝宝放在你怀里，让他开始和你进行肌肤接触，并且尝试吸吮乳房。

知识便利贴

真空吸引术和产钳的使用！

产妇在经过漫长的生产，子宫颈口虽然已经完全张开，胎儿未必就能顺利地呱呱坠地。有时候只差临门一脚的力量就可以把宝宝生出来，或是突然有胎儿窘迫的现象，医生在判断可以迅速由阴道分娩后，可能采取两种方式来帮助产妇产下胎儿，这两种方法是真空吸引术和产钳术。

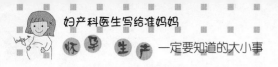
第二产程所需的时间，初产妇1~2小时，经产妇30分钟至1小时。如果采取无痛分娩，则有可能会再延长一点！

（1）安全性。

这两种方法相比较，真空吸引术的安全性较高，产钳助产的威力较大、效率较高，但相对需要较高的技巧与较丰富的经验，因为它的困难度高，危险性亦较大，对胎儿或母体造成伤害的机会相对增加，所以现在使用此法的医生也相对较少。

（2）必要性。

①产妇经过漫长的阵痛，体力已经耗尽，无力可使时。②产妇本身不会用力或用力不当。③胎儿心跳不稳，有窘迫现象，必须立即娩出时。

（3）要使用真空吸引术或产钳等两种方法，必须具备下列条件。

①子宫颈口已经全开。②胎头已进入骨盆，而且离阴道口不远。③没有骨盆狭窄的情况。

医 生 叮 咛 你

第二产程的注意事项！

1. 配合子宫收缩，做最有效率的使劲用力。
2. 听从医护人员指导，体会用力的技巧。
3. 勿大声呼喊，浪费体力。
4. 勿触摸消毒过的外阴部！

9. 第三产程：胎盘娩出期

（1）症状。

正常情况下，胎盘附着在子宫壁上，等到胎儿娩出后就会开始剥离，接着娩出，间隔为10~30分钟。

（2）代表意义。

从胎儿娩出后至胎盘娩出为止的阶段。这个阶段，医生会一手用力在腹部按摩你的子宫，另一手则是轻拉脐带帮助胎盘娩出。在这同时多半也会给予你帮助子宫收缩的药物，避免产后大出血。胎盘分娩完成后，医生会检视你的产道裂伤情形，再进行缝合。

医 生 叮 咛 你

第三产程的注意事项！

1. 胎盘娩出时，同样会因子宫收缩而造成疼痛，但程度较轻。
2. 胎盘娩出后，常伴随有200~300mL的出血，这是正常现象。
3. 两脚尽量张开，身体不要乱动，以便于医生操作。
4. 婴儿娩出后，若感到精疲力竭，可以稍微休息。
5. 必要时，请家人协助按摩子宫，加强收缩。

10. 为什么会有产痛？

孕育出新生命的感觉，对大多数妇女来说是非常美好的，但生产过程的疼痛却又令人相当畏惧，于是恐惧又让疼痛感加剧，让生产的过程成为许多怕痛妈妈心里的梦魇。所以，了解一些造成产痛的原因，相信应该可以帮助消除恐惧。临床上，医生们常将产痛原因归纳为下列3大种类：

（1）子宫收缩的疼痛。

在产程中，妈妈常感觉到类似月经期的下腹痛，可能会反射到大腿或背部。这些强力的子宫收缩对打开及薄化原本又厚又硬的子宫颈是必需的。而子宫颈的扩张，也会造成疼痛。

（2）骨盆下部的疼痛感。

妈妈会感受到胎头造成的压力，以及子宫的重量压迫到她的下背部、耻骨及尾骨。这些地方包含着许多神经，而当受到压迫时，会引起尖锐或钝性的疼痛。

（3）阴道口被撕裂的疼痛。

在分娩时，当胎儿沿着产道下移时，母亲会感到很大的直肠压迫。当胎头要娩出时，阴道口大大地伸展，造成一种灼热及撕扯的感觉，这是一个瞬间的感觉，因为通常再用力一两下胎头就出来了。

恐惧及压力会增强任何负面的感觉，亦即心理可影响生理。而生产造成身体与情绪上的挑战及压力，会造成很大的疲劳，导致妈妈对不适与疼痛更加没有抵抗能力。

11. 减缓产痛的方法

生产必须疼痛吗？其实，随着医学的进步，生产的疼痛度已经逐渐可以控制，而最常见的就是拉梅兹与无痛分娩（腰椎硬膜外腔麻醉法）。

（1）拉梅兹生产减痛法。

拉梅兹生产减痛法是一种心理预防法，在孕妇怀孕满7个月时，透过医护专业人员有计划地指导夫妇有关怀孕、生产的知识、神经肌肉控制运动、体操运动、呼吸技巧，经过夫妇的共同练习。在生产时，丈夫可以鼓励及协助太太主动运用自己的身体，适度地放松肌肉，减少生产时子宫收缩引起的不适。

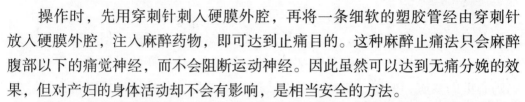

（2）硬脊膜外麻醉。

硬脊膜外麻醉是目前公认最有效的减少分娩疼痛的方法，也就是一般俗称的"无痛分娩"。

操作时，先用穿刺针刺入硬膜外腔，再将一条细软的塑胶管经由穿刺针放入硬膜外腔，注入麻醉药物，即可达到止痛目的。这种麻醉止痛法只会麻醉腹部以下的痛觉神经，而不会阻断运动神经。因此虽然可以达到无痛分娩的效果，但对产妇的身体活动却不会有影响，是相当安全的方法。

不过，这种麻醉止痛法因为多半在产妇已经进入产程、经过一段阵痛、子宫颈口张开3~4 cm后才实施，因为太早使用，可能会造成产程延长。再者，许多产妇以为打了无痛分娩就会完全无痛，但事实上，硬脊膜外麻醉只是将产痛减低到可以忍受的范围之内。

此外，硬脊膜外麻醉虽然相当安全，但还是有些潜在危险，所以整个过程中必须随时严密监视母子的情况，它的常见并发症有：

1）若麻醉范围超过腹部以上，可能会影响到母体的正常呼吸，有时需要利用呼吸器来帮忙。

2）麻醉药物会导致血管扩张而使血压下降，这时只要及时处理，先给足够点滴输液，就不致危及母子健康。

3）麻醉后头痛。如果穿刺针穿破脊膜，使脊髓液外流过多，可能造成麻醉后头痛，这种情形只要由静脉补充液体、服用止痛药或抽取母体静脉血再经由硬脊膜外麻醉导管注入，即可解除。

知识便利贴

硬脊膜外麻醉会伤及脊椎吗?

有人担心硬脊膜外麻醉会伤到脊髓而造成腰酸背痛，实际上这种机会非常低。产妇生产后的腰酸背痛和怀孕时期姿势改变，对脊柱旁的肌肉及关节所造成的影响有关，反而与腰椎麻醉不见得有关，这可以由许多自然生产没有打无痛分娩针，或接受腰椎麻醉的妇女也会有腰酸背痛的现象得到印证。

第三节

剖宫生产应注意的事项

一、自然产、剖宫产，哪种方式比较好？

　　由于手术技术的进步以及输血愈来愈方便，目前的剖宫生产在一个受过良好训练的妇产科医生手中，安全性已不可同日而语。

　　不过，我认为在可能的情况下，还是应该尽量采用自然的方式生产。剖宫生产只有在自然生产可能会危害到母体及胎儿生命或健康的情况下才使用，较为理想。

 ### 前胎剖宫产，第2 胎可以尝试自然生产吗？

　　有些人认为前1 胎剖宫产，第2 胎就最好也用剖宫产，以免子宫上的疤痕破裂而危及母子的生命安全，这的确是许多临床医生的看法。不过也有一些医生认为，即使前1 胎剖宫产，第2 胎仍可尝试自然生产，只要考虑以下几项条件：

1. 前次剖宫产的理由不存在：譬如前胎是因为胎位不正、胎盘早期剥离或前置胎盘而施行剖宫生产，此次怀孕这些原因都已消失时，可以考虑自然生产。相反的，如果前胎因为骨盆狭窄而剖宫生产，这一胎孕妇的骨盆同样是狭窄的，则剖宫生产还是必要的。

2. 前胎剖宫产时，在子宫上的伤口是横切的，此次怀孕便可以考虑自然生产，否则还是再次施行剖宫生产比较安全。

3. 前胎伤口愈合好、没有发炎，就可以尝试自然生产。

4. 此次怀孕的胎儿不大。

5. 先前剖宫产的次数只有1次：如果剖宫产的次数已有2 次、3 次以上，那还是继续剖宫产比较安全。

　　只有符合以上条件，即使前胎剖宫产，这一胎才可尝试自然生产（请记住，只是可以尝试，并非绝对可以）。若条件无法完全符合，那么还是剖宫产较安全。

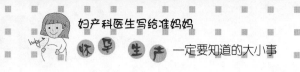
二、剖宫产——计划中的分娩

剖宫产是指经由切开腹部及子宫的方式将胎儿娩出，目的主要是医生为了保护胎儿及母亲安全，必须选择的一种变通生产方式。

由于手术技术的进步以及输血越来越方便，目前的剖宫生产在一个受过良好训练的妇产科医生手中，安全性几乎和自然生产已经没有明显差别。不过，我认为在可能的情况下，还是应该尽量采用自然方式生产。剖宫生产只有在自然生产可能会危害到母体及胎儿生命或健康的情况下才使用。为了说明方便，一般把剖宫产分为计划剖宫产以及紧急剖宫产两大类。

1. 计划剖宫产

大部分的剖宫产会在有计划的状况下施行。有些医学状况确实应该进行剖宫产，通常医生会与你和你的先生一起讨论，甚至让你们来决定。

有些医生认为，最好等到开始阵痛再施行剖宫产，也有些医生认为，只要经过超声波扫描或各种检查，确定胎儿已经够成熟、体重足够了，就可以选择时间剖宫生产。不管哪一种，都有一个先决的条件，那就是必须确定胎儿已经成熟、体重也足够时才可以做。

临床上常见到有些产妇及其家人希望能挑选剖宫产的良辰吉时，甚至可能挑清晨或三更半夜。站在医生的立场，剖宫产选择的时间，应视母亲与胎儿状况而定，同时尽量选择医护人员精神最好、医院配合度最佳的时候。事实上，看时辰开刀可能徒增风险，例如还不到预产期、胎儿还不够重。有时人算不如天算，选好了时辰，真阵痛起来时，却没有空腹8小时以上，而增加了开刀麻醉的危险性。因此，我建议，如果真要看日择时的话，就请"大师"或"高人"选3~5个吉日时辰，再交由医生判断哪一个较恰当。

2. 紧急剖宫产

紧急剖宫产是指你在尝试自然分娩（指经阴道生产）的过程中，突然出现可能会危害到妈妈或宝宝的情况，为了母体及胎儿健康，而不得不施行剖宫生产手术。例如当你在分娩过程时出现急性胎儿窘迫，胎心音记录器上显示宝宝的心跳持续地变慢，或者重复性地在宫缩及宫缩之后出现心跳减速的情况，这表示如果状况再持续下去宝宝将无法得到足够的氧气，因此必须立即将胎儿分娩出来。还有一个常见紧急剖腹的理由，就是产程迟滞，也就是生了好久，都没有明显进展，俗称的"难产"。

计划剖宫产的常见状况

状况	理由
胎儿胎位不正	
1. 臀位	是指宝宝的脚或屁股先出来，这大约占所有生产的3%。大部分臀位的胎儿是用剖宫产生出的，然而，有些医生也能成功地从阴道接生，这要视医生的经验及医疗设施是否完备而定。不过，越来越多的研究证据显示，初产妇如果合并胎儿臀位的话，剖宫产比阴道分娩来得安全
2. 横位	是一种罕见的胎位，宝宝是横躺着的，如果已进入产程还是横位，唯一的分娩途径是剖宫生产
3. 颜面位或眉（额头）位	此意味着胎头不能以如此大的面积通过妈妈的骨盆
胎头与骨盆腔大小不相称	妈妈的骨盆腔太小或宝宝的头太大，或是母体骨盆因小儿麻痹或骨折而变形以致无法经阴道分娩
巨婴	台湾地区妇女因为骨盆腔普遍较小，大多数医生都主张如果产前超声波估计胎儿体重大于4 000g的话，可以考虑剖宫生产
母体的适应证	举例来说，严重性妊娠毒血症、阴道或外阴部有性传染病病灶，例如疱疹或菜花样疹，都应考虑剖宫生产
前次剖宫产	曾接受过剖宫生产手术，尤其是两次或两次以上以及不是以子宫下段横切式开法的孕妇，为避免子宫在尝试阴道生产时破裂，建议再行剖宫产手术比较安全
前置胎盘	产前超声波如果已确定有前置胎盘，则应事先安排剖宫生产，并且要备血以应不时之需
多胞胎	常合并胎位不正的情形
曾接受过子宫肌瘤切除手术	为避免子宫在阵痛收缩时以往的疤痕裂开
其他较罕见状况	某些胎儿畸形（如腹壁裂、水脑等）、母亲有子宫肌瘤阻碍产道无法分娩等

紧急剖宫产的常见状况

状况	理由
绒毛羊膜炎	破水时间太久，阴道细菌可能会往上侵犯子宫腔，造成发炎，危害母体及胎儿
脐带脱垂	如果脐带滑进了阴道跑到胎头之前，就无法经由阴道分娩，因为胎头下降时会挤压脐带，阻断了氧气和血流的供应

续表

状况	理由
胎盘早期剥离	胎盘过早从子宫壁剥离，进而造成流血及减少对胎儿的氧气和血液供应
产程迟滞（难产）	可能由于宫缩不良、骨盆不够大、胎头与母体骨盆角度不正或胎儿太大等原因
胎儿窘迫	胎心音记录呈现异常心跳变化，显示胎儿可能受到窘迫

3. 剖宫产需做的术前准备

期待已久的日子终于到来，虽然一切都在计划之中，但面对手术，常令许多准妈妈们感到忧心。一旦确定了生产方式应为剖宫产，就应该了解手术前应该做哪些准备，现在就先让我们来预习一下手术当天的注意事项，以及演练一遍剖宫产的过程吧！

4. 预定剖宫产的前一天

请先到住院处报到。凡是正规手术都要一再确认手术方式，提醒注意事项及预先防范各种可能的突变状况。例如：若有严重贫血，可先备血或输血；若有心电图异常，可事先会诊心脏内科或麻醉科再次评估等并且完成生命征象、身高、体重测量、尿液及抽血检验。

再到病房完成病历问诊、填写同意书（包括手术及麻醉同意书）、核对身份、安排胎儿监视器装置（为了解胎儿心跳和母亲子宫收缩之情况）。请医护人员告知手术前须知，例如：勿佩戴饰物、勿涂指甲油及化妆（为观察是否有贫血、缺氧情形）、勿佩戴活动假牙及隐形眼镜（为避免麻醉后误吞及视力受到影响）、需禁食（包括开水）8小时（以免麻醉后引起呕吐不适，造成吸入性肺炎）。

5. 手术当天的前置作业

这时医护人员会陪同待产妇及家属至手术室，于等候室会再次核对身份及病历。接着产妇会进入手术室，开始进行麻醉，一般说来是采取半身麻醉。

接着是进行皮肤准备及放置尿管、清洗腹部、剃除部分耻骨上方的毛发，目的是为避免毛发上的细菌掉落到已切开的伤口，造成照护不方便。而放置尿管则是为避免麻醉后尿道括约肌松弛，造成小便失禁或术后无法解尿之不便，同时亦作为术后排出尿量监测。

6. 剖宫产的麻醉与手术方式

剖宫生产时，可采用全身麻醉或半身麻醉，甚至有些医院采用局部麻醉。一般而言，全身或半身麻醉的比例最高。除非是全身麻醉，大多数的妈妈在手术时是清醒的，剖腹产的麻醉通常用以下3种方法。

（1）脊椎麻醉。

造成完全的痛觉消除，但有5%~15%的人会因而造成头痛，这是一种严重的头痛，但为暂时性的，而且可以治愈。

（2）硬脑膜外麻醉。

因为麻药并未直接浸浴脊神经，有时也许不能完全解除痛觉，极小比例的人会感到阵阵的痛，在此情况下，麻醉人员可能会让妈妈改用全身麻醉。硬脑膜外麻醉可以留置一条管子在体内（背部），随时添加麻醉药物进去，如果希望手术后1~2天内都不会感觉疼痛，这种方法是最好的选择。

（3）全身麻醉。

适合在紧急状况下，以及如果妈妈惧怕在清醒时动手术，或者妈妈有背部或血压的问题时使用。而这种麻醉对母亲及胎儿的危险都比较大，医生手术动作要足够快才行。好处是麻醉快速，可迅速让宝宝出生，也不会有脊椎麻醉可能造成的头痛或日后的腰痛。

至于剖宫生产的手术方式，则依开刀时的切口方式而异。事实上，剖宫生产会有两个切口，一是皮肤切口（切开肚皮），另一则是子宫切口。

剖宫产的手术方式

	手术方式	技术之优、缺点
皮肤上的切口	比基尼切口（横切）	最常见且较令人喜欢的，因为它在阴毛的边缘做切开，所以疤痕将被隐藏或较不明显。将来愈合后的疤痕会比较细致，所以目前多用此法
	正中线切口（纵切）	由肚脐下缘切到耻骨上方。紧急手术有时需要这种切开，因为它可以达成最迅速的娩出。但缺点是伤口将来长成的疤痕较粗、较难看

续表

	手术方式	技术之优、缺点
子宫切口	子宫下段横切	在子宫的下段做弧形切开，这种做法出血量较少，缝合以后伤口愈合得比较快！再者，术后发生肠子和腹壁及子宫粘连的机会较少，所以大部分妇产科医生都采用此法
	古典切开	也就是垂直的切开，而通常是在十分紧急或特殊状况（如前置胎盘或子宫下段有肌瘤阻碍等）时施行。由于日后发生子宫破裂的机会较大，所以不建议下一胎尝试自然生产。
	下段纵切	不常见，只在某些情况下施行，例如：非常早产下，子宫下段还没被扩展到可以施行横切口时。

7. 剖宫产的步骤

手术终于要开始了！剖宫生产的全部手术过程需30~60分钟，事实上当中大部分的时间都是用在修补子宫和腹部伤口，宝宝则在手术开始的5分钟内就会诞生。通常它会依以下步骤进行：①进行麻醉、置放导尿管、血压及心脏监视器、氧气面罩等前置作业。②用酒精性优碘消毒手术部位（乳房下缘到大腿上段及会阴部）。如果有破水，多半还会用水溶性优碘消毒阴道及外阴部。③手术开始，先将皮肤划开，进入皮下组织脂肪层，并将其层层切开。④将筋膜及白线剪开，剥开腹直肌、打开腹膜，剪开子宫浆膜层。⑤将子宫肌肉层切开，将胎儿及胎盘娩出。⑥最后再层层缝合，贴上透气纸的美容胶纸并覆盖纱布即可。

医生叮咛你

为什么产前检查正常，最后却必须剖宫产？

临床上有相当多的剖宫生产，都是产妇在经历过生产的过程结果中途发生急性胎儿窘迫，或是最后出现产程迟滞，才迫不得已要剖宫生产。这种经过一阵产痛，可能长达20~30小时后，胎儿却无法经阴道顺利产出，才施行剖宫生产的情况，往往产妇及家属无法接受，认为产妇冤枉的痛了2次。

事实上，虽然医学上已经可借产前检查，事前决定产妇是否需要剖宫产，可是有许多因素是事前无法预料的，譬如胎儿在产道中旋转的角度、胎头变形的能力以及母体产道肌肉的弹性等，都无法事前评估，必须经过医生根据产程的进展，才能判断是否能顺利生产。生产过程中，胎儿也可能因为脐带受压迫，或胎盘早期剥离而出现窘迫的危险，必须施行紧急剖宫产，这是无法避免的事。

完成剖宫产手术后，产妇就会被送至恢复室观察，而宝宝也会被送至婴儿室观察，待1~2小时观察确认生命征象稳定后，就可回病房休息。

8. 剖宫产后的照顾

手术完成后，伤口会以纱布及美容胶纸覆盖，加压止血及保护伤口，隔天会用优碘完成第一次换药及检查伤口，手术后第3天就可以只用透气的美容胶纸覆盖粘贴伤口。此外，手术后24小时内还会拔除点滴、导尿管，此时产妇越早下床活动，对复原越有帮助。至于什么时候可以开始喝水或吃东西，则是因麻醉方式、手术方法与手术状况而定。像我个人的产妇，大都在手术后当天就可以喝水或果汁，如果不会觉得胀气或想吐的话，就可以吃一些好消化的食物，像粥、面或鱼肉汤等。但是，有些医生认为必须排气或排大便后才能进食以策安全。产妇必须听从手术医生的指示，比较恰当。

以目前的手术技术，剖宫生产后产妇的身体复原与自然生产没有明显的差别。一般情况，如果没有并发症，手术后第4、5天即可出院回家。返家1周内，尽量保持伤口清洁干燥，不需涂抹药物。如果回家后出现发烧、畏寒，肚子很痛，阴道出血量持续很多，或是手术伤口周围皮肤有红、肿、热、痛，甚至渗出血及分泌物时，要尽快回医院求诊。

虽然目前剖宫生产的技术很好，危险性不高，发生并发症的机会很低，但仍然要小心，否则母体并发症还是可能发生。这些并发症是：①发炎：各种细菌感染后，可能造成发烧、畏寒。②失血过多：如果失血太多，可能会危及生命，必须尽快输血。③膀胱受伤：必须立即修补，以免造成瘘管。④肠子受伤：应立即修补，否则会造成腹膜炎。⑤手术后粘连：子宫、肠子与膀胱可能相互粘连，造成偶发性下腹疼痛。⑥手术伤口化脓感染：只要服用抗生素和换药即可恢复。

一般而言，产妇返家1周后要回诊，医生检查伤口如果正常，便可开始淋浴；每次淋浴后，伤口要用面纸轻轻擦拭干燥，3天到1星期更换美容胶纸。美容胶纸可预防疤痕增生，尽量贴3~6个月，爱美的妈妈们千万不要偷懒。

第四节

分娩后应注意的事项

一、产后的恢复与保养

生完宝宝的头几天，你可能看起来好像刚被击垮一样，苍白虚弱而且精疲力竭。尤其是头几天，几乎会觉得累到骨子里，而且全身酸痛僵硬，连走路都很费力，有时候连深呼吸都会引起过度劳累，导致胸部肌肉疼痛。

产后阴道持续出血，正常吗？

如果阴道持续出血，你又不清楚到底是否正常，下面就是一些可能有问题的信号，如果有这些情况出现，你可能就该就医了。

1. 持续大量鲜红色的出血：产后的阴道排出物应该一天比一天减少，而且应该会持续变得愈来愈不像血。如果经过了几天，还会连续4小时以上、每小时都让卫生棉全吸满血，那就该看医生了。

2. 排出大的血块或是持续有鲜红的血液涌出：产后头几天排出葡萄大小的血块，或是哺乳后偶尔有血液涌出或是排出高尔夫球大小血块，都算是正常的，不过这种出血应该很快就会停止。

3. 恶露持续发出恶臭：正常情况应该是没有味道或是类似经血的味道。另外像是晕眩苍白、发冷或冒冷汗、心跳加速等现象愈来愈严重，也要多加留意！

总之，如果有状况让你担心，尽管问医生，不要迟疑，至于是不是正常，就交给医生来决定吧。

二、宝宝出生后，妈妈的生理变化

刚刚经历了生平最艰辛的工作。为了生宝宝，用尽全身的力气才把宝宝生出来，所以这时的你，会觉得从头到脚都不太一样。这些影响还不只有一时半刻，有时甚至会延续好几天，你可得有心理准备才行。

1. 觉得全身精疲力竭

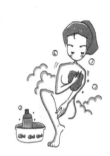

生完的头几天，你可能好像刚被击垮一样，苍白虚弱而且精疲力竭。几乎觉得累到骨子里，而且全身酸痛僵硬，连走路都很费力，有时候连深呼吸都会引起胸部肌肉疼痛等。不妨试试下面方法，来减轻产后身体的酸痛。①充分休息。②淋个舒服的热水浴。③请人帮你常常按摩，尤其是针对酸痛的肌肉。④多吃、多喝有营养的食物，补充身体需要的能量。⑤多抱抱你的宝宝，别只想着自己身体的问题。

2. 特别觉得虚弱

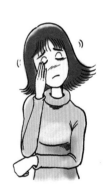

生产完的头一天，你可能会觉得头昏或是晕眩，尤其是当你改变姿势的时候特别明显，例如从躺到坐，或是从坐到站。走路时可能会觉得头晕、走不稳，甚至需要有人扶持。这是因为怀孕结束后，体内的血流量及体液的总量都会突然改变，因此当你变换姿势时，心脏血管系统会需要一点时间来调整适应，所以无论你是从躺到坐，还是从坐到站，都要慢慢来，一直到这种晕眩现象消退（通常需要一天的时间），如果需要下床走动，应该请人帮忙，不要逞强。

3. 无法控制的颤抖

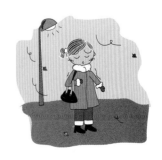

生产完之后，很多妇女会立刻出现打冷战和全身发抖的现象，这可能是因为身体的体温调节系统需要重新调整的缘故。只要多休息同时注意保暖，打冷战的现象在产后1~2小时内就会消失。

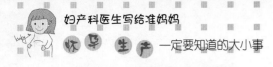

4. 出血、阴道排出物

产后几天到几个星期，你的子宫会继续排出多余的血液与组织，一般称为"恶露"。

头几天的恶露通常呈鲜红色，量大约相当于月经前几天量多时，同时可能出现一些血块，到了第一个星期末，恶露的量就会逐渐减少，颜色也会变成红褐色或更淡。接下来的几个星期，这种排出物的颜色会从红褐色变成粉红色，然后再变成淡黄色，量也会越来越少。此外，任何促进子宫排空的活动，例如站立、走动、哺乳，都会增加恶露排出的量。

5. 产后痛

产后痛是因为产后子宫还是必须继续收缩，才能钳制子宫内缘血管、抑制产后出血，并逐渐回复原来的大小。特别在产后几个小时，宫缩会有规律而强烈，然后在接下来的几个星期，宫缩强度和频率才会慢慢减少。

通常头胎妈妈的产后痛都不是很剧烈，不过在生第2胎以上的妈妈就能很明显地感觉。产后痛在哺乳时会加强，因为吸吮的动作会刺激催产素的分泌，而这种激素会收缩子宫。很多医护人员都鼓励妈妈在生产完后让宝宝立刻吸吮，因为这样有助于子宫收缩。

6. 排尿困难

产后第一天常会出现排尿困难的症状，例如没有尿意或排尿时有灼热感等。因为膀胱和尿道就在宝宝通过的路径上方，生产过程中，这些组织被挤压、拉扯甚至因摩擦而造成会阴裂伤❶。此外，会阴切开术也会造成排尿困难，可能必须经过一段时间后，排尿的灼热感和疼痛感才会慢慢降低。

产后尿液滞留❷是很普遍的现象，因此护士小姐可能会不断问你："小便

---

❶ 会阴裂伤

如果你有会阴切开或是撕裂的伤口，可以跟护士要一个会阴冲洗瓶（一种可挤压的塑胶瓶），把它装满温水，在排尿时喷洒一点温水在会阴处，这样可以稀释尿液、减轻排尿时的灼热感。

❷ 尿液滞留

这个状况通常会在产后1~2天就会消失，不过接下来1~2周，你将会变得常跑厕所，这是身体为了排出过去9个月来所累积多余的体液。

了没？"同时检查你的膀胱，看看是否有膨胀现象。如果有尿液滞留状况，不妨试试下面方法，好帮助泌尿系统尽快开始运作！而如果你在产后8小时还没排尿，医生可能就会建议使用道尿管帮你排空，减轻膀胱涨满的不舒适感，并预防膀胱炎发生。①产后立即饮用至少250mL的水或果汁。②洗脸槽放水，听着水流的声音也会让身体想排尿。③放松骨盆底肌肉。④保持直立或站或走，让地心引力帮助你排尿。⑤在排尿时放松骨盆底肌肉，并且全身放松。⑥以温水浸泡臀部，甚至不妨直接在水里解小便。⑦护士可能会帮你按摩膀胱（如果有膨胀现象），促使它运作。

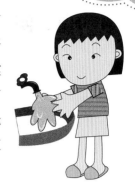

7. 尿液渗漏

咳嗽、打喷嚏、笑的时候会有一些尿液漏出来，称之为"压力性尿失禁"。它是一种正常现象，因为膀胱和骨盆器官正在重新调整，以回到怀孕前原来的位置所致，它是暂时的，不必担心。

8. 大量排汗

身体排出怀孕期间所累积的体液除了排尿，还有一种方法就是多流汗，特别是在夜里。产后第一个星期发生盗汗、发热的现象会很明显，但通常一个月后就会逐渐消失。建议在产后不妨选择棉质衣服来吸汗，床单和枕头上也要垫上毛巾，以吸收夜间的排汗。

9. 会阴疼痛

生产时，敏感的会阴部不仅被拉扯到极限，而且还可能有撕裂伤，或挨了一剪，当然会痛啦！这时，我建议不妨运用以下方法，来减轻会阴的不适，并促进复原、防止感染。

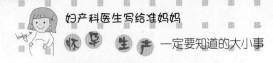
舒缓会阴疼痛的方法

方式	理由
进行会阴护理	1. 冷敷可以麻痹疼痛、缓和肿胀；热敷可以增加血液流量、促进伤口复原，这两种方法对受创的会阴都是必要的 2. 生产后，护士会尽快用冰敷袋抵住你的会阴，让你觉得很舒服，几天过后她还会教你怎么进行温水坐浴、怎样使用会阴冲洗瓶冲洗会阴等。你也可以试试在卫生棉和会阴之间垫上凉的小冰枕
采用舒服的姿势或躺或坐	1. 如果不管你用什么姿势都会痛，你可以试试坐在充气式的轮胎造型坐垫，一般医疗用品店都有卖，它能减轻会阴部的压力 2. 为了避免感染，你最好每隔几个小时就更换卫生棉垫，而且擦拭会阴一定要由前往后，避免把直肠或肛门的细菌带到会阴上
清洁会阴	解完大小便后，要轻柔地清洁会阴部，建议先喷点温水清洁会阴，再用卫生纸擦拭
使用止痛药	如果会阴持续疼痛，医生可能会开给你不会影响你哺乳的止痛药

10. 便秘、胀气

　　基于相似的原因，产后肠子会跟膀胱一样还不太愿意工作，加上药物或麻醉可能导致肠子功能暂时迟缓，或分娩前灌肠已经使肠子排空……种种因素都可能导致产后便秘。当遇到这样的状况，你不妨试试以下方法：①多走路，活动身体可以让肠子跟着动起来。②喝大量的水等液体。③多吃多喝天然的高纤食物。例如新鲜水果、全谷类、蔬菜等帮助排便。④避免含咖啡因的食物或饮料（像是巧克力、咖啡或可乐）。⑤放轻松，不要担心排便会让缝合线裂开。

　　肠子蠕动缓慢，不仅容易造成便秘，同时也会导致胀气，特别是剖宫产的妈妈更明显。此时建议多吃、多喝，但是每次的量要少，同时让身体尽快动起来。

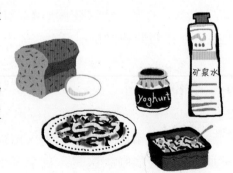

11. 乳房胀满

　　产后的头几天，乳房的变化不大，而第一次分泌的奶水，称为"初乳"，含营养素和免疫因子，量虽然少得可怜，不过这时候宝宝的胃容量也不大，大约不到10mL，所以不用担心。到了第3天左右，你可能发现自己一夜之间罩杯就升了一级，乳房变得像2颗甜瓜般又硬又大。这就是乳房胀奶的现象，有的妈妈还会因此觉得疼痛。

解决胀奶最好的方法就是经常哺乳，因此我建议在胀奶之前，就应该教导宝宝有效吸奶。首先，在产后头几天、乳房还相当柔软时，就应教导宝宝吸奶时要把嘴张大，让宝宝的双唇能完全罩住乳晕，不要让宝宝只吸乳头，不然不仅会影响胀奶后的哺乳状况，还会导致乳头疼痛。至于如何让宝宝含住整个乳晕呢？很简单，只要"将宝宝下嘴唇往外翻"，让宝宝的下唇顶住你的乳晕下方后很舒适地向外翻出来即可。此时如果宝宝的嘴唇往里折，你可以用手指轻轻地把它拉出来，或是先把宝宝抱离乳头，然后再试一次。

胀奶时，乳头组织会变平坦，乳晕则会变硬。因此宝宝含住的乳房就不够多，无法挤压位于乳晕后方的乳窦，导致宝宝只能吸住乳头，进而也会使你的乳房肿胀得更厉害。如果乳房涨得太满，宝宝不能正确地含住乳房时，我建议利用挤奶器或用手挤掉一些奶水，好让乳晕变软，帮助宝宝顺利含住乳晕。

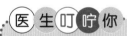

医生叮咛你

胀奶真辛苦，妈妈们怎么办？

我建议不要使用热敷法，因为这样会让乳房组织肿胀得更厉害。这时不妨利用冷敷或是碎冰袋，可减缓乳房坚硬、肿痛的问题。

此外，站着淋热水浴可以引起喷乳反射，有助于你排空肿胀的乳房。此时不妨在水流下轻柔地按摩乳房，或趁机挤掉一些奶水。

12. 乳头疼痛

哺乳不一定就会造成乳头疼痛，但是如果你的乳头开始痛，那就必须注意喂奶的方式是否正确，因为大多数乳头疼痛，都是因为宝宝没有正确地含住乳房所造成的。

产后前几天，妈妈就该教会宝宝怎样正确吸吮母乳。如果宝宝能有效地含住乳房吸吮，你的乳头就应该在他嘴部的后方，宝宝的舌头和牙龈就不会直接接触乳头。大部分哺乳的问题都可在几天内得到解决，而在宝宝能够有效地吸奶之前，你不妨利用以下方法，来减轻乳头的疼痛。

1）将宝宝移开乳房前，先中断他吸吮的动作。方法是将乳房往下压，或是用食指滑进宝宝嘴里的上下牙龈间，以中断宝宝吸吮动作。

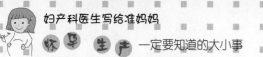
2）先喂比较不痛的那一边。乳头的疼痛在奶水开始流出以后，就会减轻，当你发现喷乳反射的征兆出现（譬如奶水从另一边乳头滴出来、乳房出现刺痛、宝宝吸吮与吞咽节奏改变等）时，可以让宝宝换边吸吮。

3）在你把宝宝抱近乳房之前，先利用热敷、按摩等方式，刺激喷乳反射。

4）经常哺乳。白天大约每两小时喂1次，这样可以减轻胀奶现象，而且宝宝也比较含得住。

5）让乳头自然风干。撒几滴奶水到乳头上，让它自然干掉，因为奶水中的免疫物质，可以帮助治愈皮肤的伤口或疼痛。

6）穿着合身的全棉胸罩，或是直接穿棉质T恤，不要戴胸罩。不要穿含有塑胶或合成成分衬里的胸罩，因为这些设计会隔绝皮肤与空气中的湿气。

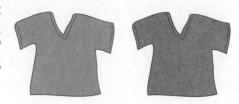

第 5 章

孕期的用药与不适症状

长达十个月的孕期，怎能保证不会受伤生病？难道真的什么药都不能吃吗？是的！药不能乱吃，尤其是怀孕中的准妈妈。不过，如果已经吃了药就要放弃怀孕甚至宝宝，或是孕期中受伤生病都坚持不吃药，那倒也不必。这一章的内容就是要提供准妈妈们在怀孕期间的用药原则，以减缓用药前后的忐忑心情，让每位准妈妈都能安心地迎接可爱健康的小宝宝降临。

◆ 准妈妈用药须知

◆ 孕期不适与缓解之1——肠胃道篇

◆ 孕期不适与缓解之2——泌尿系统篇

◆ 孕期不适与缓解之3——骨骼篇

◆ 孕期不适与缓解之4——其他篇

第一节

准妈妈用药须知

一、孕妇生病了，该怎么吃药？

在怀孕的这段时间当中，吃药问题一直是许多准妈妈们相当担心的问题。如果准妈妈在不知道自己已经怀孕的情况下服了药，这时必然会有"我吃的药会不会影响宝宝？"的忧虑不断浮现，甚至担心会生下畸形儿而有干脆放弃怀孕的想法……但是，就算细心呵护，长达十个月的孕期，怎能保证不会受伤生病？难道孕妇就真的什么药都不能吃？当然！药肯定是不能乱吃，尤其是怀孕的妇女。只不过，如果因为已经吃了药就要放弃宝宝，或是在孕期中即使受伤、生病都坚持不吃药，那倒也不必这么坚持。

本章内容就是要提供准孕妇们一个可行且有效的用药原则，以确保每位准妈妈都能安心地迎接可爱、健康的小宝宝降临。

Q&A 怀孕期间可以吃药或擦药吗？

不知从何时开始，孕期吃药与畸形儿似乎就已被画上等号。但事实上，真正会对胎儿造成重大影响的药物并不多，尤其是现在新药的开发，都必须先经过动物实验，评估导致畸胎或对胎儿发育的危险性。

大部分畸形儿的发生原因，包括有基因（单一基因或染色体异常）、环境因素及不明原因等，原因可说非常多变，更何况就算把孕妇放在温室，完全隔绝一切可能导致胎儿畸形的因素，先天性畸形儿的发生率还是有1％左右，因此一般人容易直觉上把畸形儿与药物联想在一起，坦白说是有点偏颇的。

二、准妈妈的安全用药守则

相信大家都知道，某些药物对胎儿可能会造成不良的影响。可是根据医学研究数据显示，90% 以上的孕妇，在孕期过程中或多或少还是都会使用到药物。当然，并非所有的孕妇都不能在怀孕期间服用药物，但令人头痛的是，大多数的妇女都是在不知已经怀孕的情况下服药，而且凑巧的是药物都具有一定程度的致畸胎性，尤以怀孕初期的头3 个月内，概率跟状况最明显。

我在门诊就碰过罹患甲状腺功能亢进的准妈妈，她因为担心自己服用治疗甲状腺亢进的药物会影响到胎儿，所以不听妇产科及新陈代谢科医生的再三吩咐，硬是不肯吃药，结果搞到自己心跳飙到每分钟120 下，说上个两三句话就会开始喘，更糟的是同时还合并出现高血压症状，当时的情况可以说是非常危险。

我也听闻过有孕妇在妊娠期间因为罹患重感冒合并发烧，害怕感冒药会对胎儿有影响，所以再怎么劝就是迟迟不愿就医，或是已经看了医生却又不听医嘱配合治疗，最后导致病情恶化，并发严重肺炎，差一点就危及母体和胎儿的生命安全。

就我所知，带着戒慎恐惧的心态用药的准妈妈们，数量不在少数。因此，如何保持中庸、确保在不影响胎儿的情况下，仍能维持母体的健康，最理想的方式便是正确地了解怀孕用药的原则。偶有小症状的时候可以灵活应对，这才是最佳的防护之道。

1. 孕妇乱吃药，对胎儿的影响

聊到药物对胎儿的影响，首先我们就必须了解：药物究竟会不会对胎儿造成影响？而关于这个问题，我们就先得了解一下因为药物导致胎儿畸形的原因究竟有哪些方面？如此一来方可破除大部分准妈妈们的担忧！

（1）基因突变。

在胚胎的分化期，因为药物的作用，引起胚胎某些细胞的基因突变，进而便造成所谓的"畸胎"。

（2）蛋白质合成障碍。

蛋白质是人体内执行许多功能的主要物质，当受到药物的干扰，蛋白质的合成就会发生障碍，胎儿的生长与发育就可能受到影响。

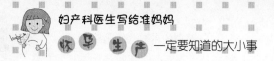
（3）**干扰细胞的有丝分裂。**

细胞分裂的过程中会出现"纺锤丝"，如果药物妨碍"纺锤丝"形成，将会影响细胞正常增殖。

（4）**营养、代谢失常。**

有些药物服用后，会引起母体内某些必要物质的短缺或代谢失常，影响胚胎的正常发育生长。

（5）**影响胎盘或子宫的功能。**

有些药物甚至还会损害胎盘的功能，使得胎儿成长受到影响；而有些药物则是会在子宫上发生副作用，诱发子宫收缩，造成早产。

2. 孕期用药，第4~12周影响最大

药物对胎儿的影响程度，主要取决于药物的性质、剂量、疗程长短、毒性的强弱、胎盘的渗透性以及胎儿对药物的敏感性等因素，不一定是服用药物，就会导致畸形儿。

说穿了，最令人困扰的往往是在怀孕的初期的妇女朋友们根本不知自己已经怀孕了！因此若在服药后才知道自己怀孕了，这时我相信每个准妈妈一定都是紧张担心到不行，非得要到孩子平安产下那刻，才能松一口气……因此，我还是要慎重提醒妇女朋友们，在没有避孕而又有可能受孕时，除非真的必要，有计划要怀孕的准妈妈们都应该尽量避免吃药，方可确保胎儿的健康。

已经被证实的药物影响胎儿时间，多半在受精后的15~60天，也就是由应到而未到的那次月经刚过，到怀孕3个月之间所服用的药物，较可能会生下畸形儿。受精后至月经尚未过期间服用药物，对胎儿的影响较小，即便真的有影响，也多半就是引发流产或胚胎萎缩死亡。至于在怀孕满4个月后，药物导致胎儿畸形的机会，真的就非常小了。

一般说来，药物对于不同时期胎儿的影响力与副作用也都不尽相同。所以在下面的表格中把"胚胎发育"分为4个时期，然后将药物的影响分期，一一说明。

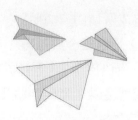

各怀孕阶段药物对胚胎的影响

阶段	时间	影响
第1期：着床及胚胎前期（全或无时期）	怀孕4 周内	视为未完全分化的胚胎细胞，受药物作用死亡的比例而定，药物对胚胎的作用，往往不是没影响就是造成流产，所以称"全或无时期"
第2期：胚胎期（关键的器官形成期，影响最大）	怀孕4~12 周	这个阶段（尤其是8 ~12 周）正是大部分的胎儿器官发育、生成的关键时期，是胎儿最容易受到药物影响的高度敏感时期。这时，不恰当的用药，将会对胎儿造成很大的损害
第3期：胎儿期	怀孕13~36 周	怀孕的第3孕期，药物已不可能导致胎儿大结构的畸形，但是有可能会作用在胎盘或子宫上，进而影响胎儿的生长
第4期：怀孕末期	生产前4 周内	这个时期由于药物通过胎盘的渗透性增加，因此需避免使用会影响子宫收缩及血液凝集的药物，以免造成早产或新生儿出血的现象

附注：这里的周数，是妇产科医生常用的怀孕周数，也就是从你最后一次月经第一天算起的周数。

知识便利贴

药物安全性的分类

根据"美国食品药物管理局（FDA）"的分类，所有药物依其对胎儿的安全度可分为5 大类：

A 类：有完整实验证实，对人类胎儿没有危险。

B 类：动物实验证实对胎儿没有危险，但对人类胎儿的安全度缺乏足够证据；或动物实验显示可能对胎儿有危险，但在人类的研究上尚未被发现证实

C 类：动物实验显示有不良影响，但对人类胎儿还没有充分研究；或在动物及人类实验上都还没有充分的研究证实其危险性。

D 类：对胎儿不良的影响，但其治疗效益超过已知危险。

X 类：动物与人类研究均显示，危险性明显超过治疗效益。

一般来讲，属于 A 类的药物极少，多半是维生素或电解质。因为要有完整的人体实验证实某种药物对胎儿的安全性有其实际上的困难，而动物实验并不能代替人体实验。大多数的药物皆属于 B 类，即是动物实验没有致畸胎性，但在人体却仍缺乏充分的研究资料支持它的安全性。如果已经上市多年仍无有害的报告传出，这类药物的安全性其实已经相当具备可信度，建议大家不必太担心。至于 C 类和 D 类药物，则必须视情况权衡利害，再决定是否需要使用。

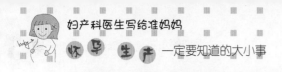

3. 可能严重影响胎儿健康的常见药物

接下来我试着把一些临床上常用，但却可能会严重影响胎儿健康的药物，举例说明如下。但是请记得，把你怀孕的情况告诉你的医生，至于会不会使用到这些药物，他（她）会根据你的病情需要，做专业的判断，给你最佳的照顾。

（1）抗甲状腺药物——导致甲状腺机能降低。

临床上我们常用的抗甲状腺药物包括PTU 和MMI（Propylthiouracil和Methimazole），这两种药物都有可能会透过胎盘引发新生儿甲状腺肿大，甚至导致甲状腺机能降低。因此在怀孕期间，我们通常都会建议孕妇优先使用PTU，因为服用MMI 合并胎儿发生严重畸形（如：头骨发育不全、气管食道闭锁❶或肠道肛门闭锁❷）的概率相对地也较高。

至于在治疗中度或严重的甲状腺功能亢进时，我们也常会给予一种治疗高血压及心律不齐的药物（Propranolol），或是其他相似的药物借以改善患者的不适症状。而一旦患者甲状腺功能渐趋稳定后，我们就会立即停用这个药物，因为影响程度再怎么小，它还是可能会导致胎儿出现生长迟滞、低血糖、呼吸抑制及心搏过慢等现象，即便这些现象多半是轻微而短暂的，我们还是会小心避免。

（2）抗癫痫药物——兔唇及脊柱裂发生率较高。

怀孕前3 个月使用抗癫痫药物，妈妈生下畸形儿的机会也会随之上升，其中尤以兔唇及脊柱裂的出现概率较高。服用抗癫痫药物的妈妈所生下的新生儿，也比较容易出现短暂性中枢神经系统抑制（如嗜睡、肌肉无力）、药物戒断症状❸（如躁动不安、颤抖、喂食困难），甚至是出血的现象。

（3）抗凝血药物——引发骨骼发育不良、流产或死胎。

怀孕6~9 周时若服用Warfarin，有可能会导致胎儿畸形（特别是在骨骼和软骨发育方面）、流产或胎死腹中。而若在生产前3 个星期内使用，甚至可能会使新生儿有出血不止的症状。

----

❶ **气管食道闭锁**

  指的是胎儿发育时，食道及气管分裂异常所造成的先天性缺陷。出生后无法正常吞咽唾液，故口鼻分泌物很多，常形成泡沫状。

❷ **肠道肛门闭锁**

  又称"无肛症"或"肛门直肠异常"，是新生儿比较常见的先天性疾病，约3 000 个新生儿就会有1例发生。

❸ **药物戒断症状**

  指在中断或停止使用瘾性物质后，所产生的生理或心理的改变。

（4）安眠药（巴比妥盐）——增加胎儿心脏畸形概率。

孕妇若于怀孕初期使用安眠药，会大大增加胎儿心脏畸形的发生率。怀孕末期服用，则可能会导致新生儿出血问题。

（5）镇静剂——宝宝容易出现药物戒断症状。

根据近年来的医学研究显示，虽然一些常用的镇静剂并不会增加胎儿畸形（尤其是唇腭裂）的发生，但是服用镇静剂的妈妈所生下的宝宝，则十分容易出现所谓的"药物戒断症状"，妈妈们不可不慎。

（6）躁郁症用药——导致心血管系统畸形。

怀孕初期服用锂盐来治疗躁郁症，容易导致胎儿发生严重心脏血管畸形（如：Ebstein's anomaly）。

（7）抗生素——最容易忽略的孕期用药。

①链霉素：容易透过胎盘进入胎血循环，引起新生儿听力下降，严重时会导致永久性的耳聋。此外，像卡那霉素、新霉素等其他氨基糖类抗生素，也有类似的副作用。②氯霉素：在怀孕期间使用，可能引起流产、灰婴症候群（低血压，嘴唇、指甲及皮肤呈现发绀现象），或影响胎儿的造血功能，使血小板减少，甚至有造成新生儿死亡的危险。③四环素：在怀孕3个月以上使用，可能引起产后宝宝的骨质疏松、乳齿发育不全、乳齿变黄或珐琅质发育不全。

（8）磺胺类药物——导致新生儿黄疸或贫血。

这是一种治疗泌尿系统感染的药物，若是在怀孕末期或分娩前使用，可能会造成药效在胎儿体内大量蓄积，引起血中胆红素游离，进而渗入新生儿的中枢神经系统，导致新生儿发生严重黄疸或贫血。此外，这一类药物也会干扰叶酸的代谢，请大家一定要小心。

（9）激素（如雌激素及黄体素）——生殖器官病变概率大增。

怀孕前4个月若使用黄体素，可能会增加男宝宝尿道下裂，或是女宝宝外生殖器官男性化的现象。而使用雌激素，则可能会增加女宝宝将来罹患生殖器官癌症的机会。

（10）利尿剂——影响胎儿生长发育。

服用利尿剂会减少母体输送到胎盘的血流量，影响胎儿正常生长。千万不要以为事情严重性不大，身体健康往往就是在小地方出现大震撼。

（11）口服降血糖药物——造成巨婴或新生儿低血糖。

怀孕早期若服用口服降血糖药物，例如Tolbutamide 与Chlorpropamide，药效会通过胎盘，导致胎儿血中胰岛素过高，进而造成巨婴或新生儿低血糖的现象。虽说新一代的口服降血糖药物，例如Glybunide或Metformin 较不容易透过胎盘对胎儿产生副作用，但是严格说起来，目前仍缺乏足够的医学证据支持它们

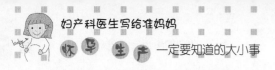

的安全性，因此请孕妇千万别大意。基于这些理由，目前建议怀孕期间，不要使用口服降血糖药物来控制血糖。

（12）抗癌药物——造成胎儿的畸形。

癌症妇女怀孕时必须特别谨慎小心，因为有某部分的抗癌药物，的确会造成胎儿的畸形。如果情况许可，最好还是等到治疗期告一段落之后，再开始计划怀孕比较妥当。

（13）维生素A酸（学名：Tretinoin ／口服药名：Accutane ／药膏名：Retin-A）。

维生素A酸常用在治疗青春痘或受光照损伤的肌肤，许多皮肤美容的保养品也含有维生素A酸，用来减少或抚平皱纹。口服维生素A酸的浓度，通常比局部涂抹高500~1 000倍的量，在动物实验上显示会导致胎儿畸形，例如：颜面骨骼发育异常、兔唇、腭裂或心脏畸形，严重的甚至还会有流产或新生儿死亡的可能。

至于局部涂抹维生素A酸，由于皮肤会快速代谢掉维生素A酸的作用，因此母体血液里面往往只留存不到皮肤涂抹剂量的1／10，一般说来，胎儿接触到维生素A酸的剂量就会更低一些了。但是虽然没有足够证据（只有零星病例报告）显示局部涂抹维生素A酸会导致畸胎，但是我们在考虑维生素A酸可能有的潜在风险下，一般还是不建议孕妇使用维生素A酸来治疗青春痘，更别说是使用维生素A酸的保养品来除皱、保养皮肤，因为涂抹使用的剂量越多，使用时间也更久！

（14）禁药——增加胎儿生长迟滞及早产概率。

对海洛因、可卡因或吗啡成瘾的妇女，腹中胎儿也极有可能已经成瘾，这种胎儿在出生后常常会出现急躁、不安、啼哭不停与神经质的现象。而怀孕期间服用禁药，也会增加胎儿生长迟滞、流产、体重不足、智力发展欠佳的可能，甚至是早产和婴儿猝死症的概率也会随之升高。

至于服用安非他命，则会增加胎儿生长迟滞及早产的危险性。妈妈若是吸食安非他命，生出来的宝宝往往会有心跳加速、呼吸急促等典型戒除安非他命的症状出现。

4. 准妈妈用药的注意事项

其实在前面章节说到的各种孕期用药注意事项，都是提供准妈妈们在怀孕过程中用药安全的常识，以及作为在日常生活当中，以备不时之需时的重要参考。但是请大家可别忘了，这一切还是得在听从专业医生或药师指示下才能服药，同时还要养成定期做产检的习惯，一有任何问题，大家不要怕麻烦地时时向医生提出疑问。以下几个注意事项，则是我集结多年问诊经验，观察整理出来的几个原则，在此提供准妈妈们做个参考：

1）妇女朋友在想怀孕、疑似怀孕或未避孕时，都要注意自身的用药状况。

2）服药前，请记得先问过医生，如果怀孕，会不会有不良的影响。

3）自己上网或看书查到的药物资讯，可不一定都正确，还是得请教专业医生或药师。

4）在最容易受药物影响的胚胎期（怀孕4~12周）以及接近预产期的前几周，最好别乱吃药。

5）即使是强调温补的药膳，也要先问过专业中医生才行。

此外，若在不得已情况下，未经医生或药师指示即购买成药，请大家一定要仔细阅读药品外包装的成分标示以及用药禁忌；尤其是特别注意有关孕妇使用安全性的说明，才能加强确保胎儿的健康与生命无虞。而有关于孕妇使用安全性的说明内容，大致又以下列几个项目为主要观察重点：①药品的成分、种类。②服药的时间。③药效的长短。④用药的必要性。

如果已经用药后才知道自己怀孕了，也请大家不用太过担心，就曾碰过一个女性朋友哭哭啼啼地跑来找我，她说因为月经过期去验尿，一验才发现自己居然怀孕了！但是几天前她因为肚子痛吃过几颗止泻药，不知道会不会就此影响胚胎？其实，只要是有性行为且并未做好避孕措施的妇女朋友，大家都有可能会怀孕！因此只要是有打算怀孕的妇女朋友，不妨就前面第131页所提的"美国食品药物管理局（FDA）的分类"先做粗略的判别。若是一般感冒、咳嗽、头痛之类的药物，多半属于B级的安全范围，药效不至于对胎儿造成影响；但若真的放心不下，不妨在做产检时，把握机会向主治医生仔细询问。至于咨询时，请记得把握下列两项原则：

1）用药的时间。告诉妇产科医生最后1次月经的第1日或是行房日期、月经周期状况与时间长短，甚至是用药的剂量与服用的期间都要清楚告知，借以让医生彻底了解你的用药时间点，评估胚胎或胎儿发育阶段的相关影响程度。

2）用药的种类。若情况允许，产检时不妨带着服用过的药物（包括包装或说明书上详细标示的药物学名及成分）给医生参考，让我们能够进一步判断药物种类对胎儿的影响。当然，聪明的准妈妈绝不会服用没有标示药物成分或来路不明的药物。而大医院的用药，通常附有药袋说明，能明确知道服用药物的种类与剂量。如果是在诊所拿药，也请向诊所的医生索取药名。一般来说，大多数医生都乐意给患者药名，大家千万不要觉得不好意思。

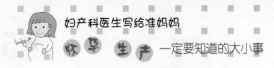

最后还是要请准妈妈们记住一个原则，那就是"把自己照顾好，就等于把宝宝照顾好！"怀孕期间，准妈妈的健康还是应该被当作第一优先考量，否则一旦母体病情有拖延，反而需要服用药效更强的药物才能治愈，而这样一来药品的副作用对妈妈与胎儿的影响，往往就会更大了……

5．喝咖啡会危害胎儿健康

实证医学怎么说?

咖啡几乎已经是现代人每天生活不可或缺的一部分，尽管耳闻过咖啡可能会对胎儿有不良影响，许多妇女在怀孕后，仍然无法拒绝它的诱惑。

的确，许多观察性的研究指出，过多的"咖啡因"摄取（例如，每天超过300mg）会增加自然流产，减低胎儿出生体重或增加新生儿死亡的机会。

可是这些研究的准确性往往受限于它们没有将受试者的不同生活形态列入考虑，缺乏精确测量咖啡因含量的方法，以及考虑不同调煮咖啡方法的可能影响，而遭到质疑。事实上， 2007 年在"英国医学期刊（Britsh Medical Journal）"刊出了一篇来自丹麦的有趣研究，他们找了1 200 个每天至少要喝3杯咖啡的孕妇来参加这个研究。其中568 位孕妇喝的是一般咖啡因含量的即溶咖啡，另外629 位喝的则是低咖啡因的即溶咖啡。这是一个"双盲试验"，也就是受试者和她们的医生并不知道她到底喝到哪一种咖啡。追踪这些受试者的怀孕结果，喝正常咖啡因含量的孕妇每天平均摄取317mg的咖啡因，而喝低咖啡因咖啡的孕妇，每天平均摄取117mg咖啡因。再调整可能的干扰因素的发生，两组妇女的宝宝在体重或出生周数上却没有差别。

看了这些结论不一的研究报告可能让爱喝咖啡的你困扰不已。我的建议是，在还没有足够的证据显示究竟摄取多少咖啡因才会造成流产或出生体重降低儿之前，还是尽量减少饮用咖啡因含量较高的饮料（至少维持每天摄取量少于500mg）。

至于怎么判断你喝的饮料里到底有多少咖啡因？ 下面的资料可以供你参考:

咖啡和茶中咖啡因的含量

咖啡种类（mL）	咖啡因的含量（mg）
1. 滴落式煮法（150）	146
2. 过滤式煮法（150）	110
3. 一般即溶咖啡（150）	53
4. 低咖啡因即溶咖啡（150）	2
5. Espresso（30~60）	45~100
6. 星巴克大杯美式咖啡（500）	550
茶（mL）	
1. 罐装冷饮茶（350）	22~36
2. 冲泡式（350）	12~28
3. 可乐（350）	46

第二节

孕期不适与缓解之1——肠胃道篇

一、孕妇肠胃系统的不适与缓解

肠胃不适虽说不是大问题，但是如果长时间缺乏食欲，或者吃进去的食物没有消化、排泄，长久累积下来，也是足以影响孕期的精神及情绪，甚至对腹中胎儿更是只有害处而无益处可言。

因此若你真的想要度过一个愉快的怀孕时期，健康地孕育一个宝宝，保持肠胃机能的正常运作，绝对是怀孕期间不能忽视的一个关键问题喔！

Q&A 怀孕时老是便秘，怎么办？

一般而言，女性有便秘问题的比例较男性为多，尤其怀孕之后，由于子宫的体积扩大，到怀孕后期甚至会压迫到骨盆腔，使得肠胃蠕动变慢，以至于让原本有便秘问题的妇女症状加剧。

一般说来孕妇若有便秘困扰，医生通常会给予"软便剂"来解决问题。不过，其实无须吃药大家也可从生活习惯上来着手，改善便秘困扰。

1. 多吃高纤食物：纤维较多的蔬菜、水果，都可以帮助肠胃蠕动。
2. 优酪乳帮助消化：优酪乳中的乳酸菌，可以帮助食物的分解与消化，但必须注意适量摄取，因为吃太多，也会吃进大量的糖分及添加物，容易形成过多的热量。
3. 多喝水：可促进肠胃蠕动。
4. 早、晚1 杯热牛奶：临床经验指出，早晚一杯热牛奶可有效舒缓排便困难的症状。此外，准妈妈们还可以借此补充怀孕所需要的钙质。

二、孕妇常见的肠胃不适症状

怀孕时因为子宫扩张、体型的变化，再加上激素的改变，往往会引起身体的不适，其中包括肠胃的问题。从早期的孕吐到晚期的便秘，都是在日常生活中，不时地困扰着准妈妈的小毛病。但是这些小毛病若不能适时地解决，小问题也会扩大成为生活中坏情绪的诱发因子，所以准妈妈们一定要了解如何照顾自己在怀孕过程中的肠胃系统，毕竟"妈妈吃得下、宝宝好吸收"，我总是会以此耐心地规劝准妈妈们，怀孕母体跟腹中胎儿之间的牵连，可是有10个月之久的"长期抗战"要熬咧！因此一定要发挥耐性，从小地方就处处留意，这样才能确保胎儿的健康成长。

1. 孕妇肠胃不适症之1：腹泻

所谓的腹泻，指的是当粪便通过肠子的速度快于平常，以致其中所含的水分还来不及被身体吸收就必须硬生生被排出的现象。一般说来，若是准妈妈老是排出松软不成形、水样的粪便，而且排便次数明显增加，例如每天排便超过3次以上，加上偶尔夹杂腹痛或腹部痉挛等症状，其实就该多加注意啰！

（1）孕妇腹泻起因、症状。

孕妇常见腹泻的原因，大概有下列几种情形：①细菌性肠炎：如细菌性肠炎，以大肠杆菌感染为主。②病毒性肠炎：通常为轮状病毒感染。③功能性肠炎：精神紧张引起结肠过敏或情绪性腹泻和对食物的特殊反应，如食用油腻、海鲜和蛋乳类等食品而引起腹泻。

所以又可将腹泻发作的病史和时间，再细分成急性腹泻和慢性腹泻2大类。急性腹泻是指腹泻的发生时间少于2~3周，多半以感染性肠炎最常见。慢性腹泻则是指腹泻延续6周以上者，尤其是平时即常被腹泻所困扰的妇女朋友，往往会在怀孕期间，让这种症状反复出现。

（2）孕妇腹泻缓解秘方。

腹泻初期发作时，我多半会建议大家不要急着止泻，不妨先自行禁食1~2餐，让你的消化系统试着排除病因；一旦病因排除后，症状多半便会稍微缓解。真的必要时再请医生给你打点滴，补充一些电解质及水分，接着再慢慢增加食量。而禁食期间可以少量喝一些清淡的热饮，例如温开水、运动饮料或热米汤、热汤之类的流质食物，但不要饮用碳酸饮料或咖啡，以免加重腹泻情形。此外，也暂时不要吃固体食物，先让消化道休息一下。至于其他饮食上的禁忌还包括有：①禁食油腻、辛辣刺激、烤炸食物等难消化的食品，减少肠道刺激。②少喝乳制品，因为腹泻时肠道中乳糖酵素的活性下降，无法代谢乳糖，牛奶中过多的乳糖反而会刺激肠道，加重腹泻的症状。③优酪乳中的乳酸菌含有抑菌性物质，以优酪乳取代乳制品，也可改善腹泻。④在胃肠道消化功能尚未恢复前，蔬菜、水果等高纤食物暂时不要吃。⑤注意饮食卫生，也应避免暴饮暴食。

医 生 叮 咛 你

孕妇腹泻可能伴随什么疾病？

1. 患有慢性腹泻症状的准妈妈，要注意长期腹泻是否会造成母亲的营养不良，影响胎儿成长。

2. 腹泻会造成肛门口的刺激，如果兼患有痔疮问题的准妈妈，也要小心腹泻可能会使痔疮的情况恶化。

3. 如果腹泻得很严重，如口渴、头晕、虚弱、尿量减少、尿色变黄时，你可能已经有脱水的情形。这时可以先少量频繁饮用运动饮料，补充失去的水分和矿物质，然后马上就医。

4. 如果腹泻伴随着严重的腹部痉挛、头昏、发冷、呕吐或发烧超过38.3 ℃、排便有血、无法进食、无法饮水时，也需立即就医！

---

2. 孕妇肠胃不适症之2：便秘

妇女怀孕时发生便秘的状况，大多数集中在怀孕中、后期（13周以后）。正常来说，怀孕妇女排便次数可以是1天2次或是2天1次。如果出现大便太硬、便量太少，排便困难甚至会有疼痛、解不干净或上述多种情况交替出现时，这种情形就多半通称为便秘。

（1）孕妇便秘起因、症状。

妇女怀孕时的便秘及生产后的便秘产生的原因并不完全相同。

1）怀孕初期便秘。怀孕初期的孕妇因为体内激素分泌改变，例如黄体激素的浓度增加，使得肠胃道蠕动力松弛，蠕动速度减少约30%，食物通过消化道的时间因此随之增加许多。一般说来食物在消化道待的时间越长，水分就会被吸收得越多，相对应的粪便就会变得越来越干硬，久而久之自然便会造成孕妇排便上的困难。

2）怀孕中、后期便秘。孕妇因为子宫变大，甚至开始压迫到直肠，进而造成大肠的蠕动力降低，排便的困难度便随之增加。

3）坐月子期间便秘。多因产妇大量摄取高热量食物，且以肉类居多，导致纤维质相对来说摄取不够。再加上坐月子期间许多产妇不敢大量饮水又欠缺活动量，长期下来导致肠道蠕动力降低，造成便秘的可能性自然偏高。

4）产后3 个月后便秘。产妇常常因为必须照顾新生儿而产生巨大压力，再加上如果必须回工作岗位，生活忙碌、三餐及睡眠作息无法规律，自然容易导致便秘。

（2）孕妇便秘缓解秘方。

其实如果你真的便秘，以下介绍的几个生活小秘方，相信一定能够对你目前的状况有所改善，请大家不妨试着做做看：

1）每天摄取25~35g 纤维素。纤维素由于不容易被肠胃道吸收，所以能刺激大肠蠕动加快，缩短粪便留在肠胃道的时间，粪便的水分便不至于被过度吸收而变得太过干燥，软硬度适中的粪便，自然能够轻松排出体外。至于高纤蔬果，例如：芹菜、竹笋、筊白笋、深绿色蔬菜、木瓜、香蕉、奇异果、红肉火龙果、芭乐（不吃籽）、葡萄等以及全谷类食物，如全谷类面包、全谷类麦片等，对于促进肠胃蠕动，都是很有助益的食物。

最后附带提醒一下，若是吃下太多高纤食物却没有搭配足够的饮水，会使便秘更严重。更糟的是，还会导致肠道阻塞。建议还是能以"渐进式"的方式增加纤维质的摄取，并将每天的纤维摄取量分散在1 天6 餐以上，如此才能使肠胃道慢慢适应，减少肠胃不适的情况发生。

2）每天喝6~8 杯温水（1 500~2 000mL）。喝水能够帮助软便，但是碳酸饮料、含有人工代糖及咖啡因的饮品除外。因为这类含糖饮料会增加排尿的次数，不知不觉地流失你体内的水分，使得便秘的情况更加恶化。

3）每天散步30 分钟。适度的身体活动对大肠的正常运作十分重要。建议你不妨由每天散步30分钟开始做起，持之以恒下去，你会逐渐感到身心畅快所带来的舒畅感。

4）养成每天固定排便的习惯。一般说来，人体只要对排便感到焦虑，便会影响到真正的排便能力。因此记得多给自己充分的时间坐马桶，但是不要太过用力。如厕时告诉自己慢慢来，心情放轻松，想上厕所时立刻去做，若你老是习惯憋住便意没有马上去解便的话，肛门括约肌就会紧缩，如此便会传递混淆的信号给身体，使得肌肉无法松弛。

5）铁剂会使便秘情况恶化，建议在饭后食用。

6）少吃燥热性食物，如麻油鸡、荔枝、花生、巧克力、油炸物、辣椒等。

7）细嚼慢咽对正常消化很有帮助，也能改善便秘。

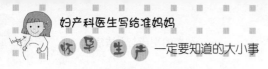
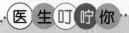
8）减少精致食品或加工食物的摄取。

医生叮咛你

勿随意使用泻剂或灌肠剂！

不当地使用泻剂或灌肠药，可能会引发子宫收缩，或造成使用电解质不平衡，所以千万小心。如果便秘情况严重，请即就医，毕竟治疗便秘是需要时间的。在改变生活方式之后，如果不正常情况仍然持续达好几个星期，我会建议你最好去看一下医生。

3. 孕妇肠胃不适症之3：害喜

恶心和呕吐两者常见于怀孕前3个月，大多数妇女在妊娠的第12~16周，这些症状就会自然消除。恶心和呕吐通常会在早晨发生，俗称为晨吐（Morning sickness），但也有可能发生在1天的任何时刻或持续整天，不过只要孕妇能持续吃喝，就可以不需要任何治疗，然而如果孕妇不能够维持足够的水分、电解质和保持良好的营养状态，则持续的呕吐和严重的恶心会演变成妊娠剧吐症，这时就必须求助医生了。

（1）孕妇害喜起因、症状。

在这里先跟大家分享一个例子！我碰过一位怀孕两个月的孕妇，一开始症状只是有些恶心想吐的感觉，而随着日子一天天过去，孕妇的害喜症状越来越激烈，甚至是鼻子随便闻到一丁点异味都可以让她抱着塑胶袋大吐特吐，吐到最后都只是干呕，甚至吐出胃酸或胆汁……我相信大家看到这里，一定都会想问："这样剧烈的呕吐真的正常吗？到底有没有什么方法可以缓解呢？"

其实说到妊娠剧吐，一般常在怀孕前3个月多见，特别从第6~8周开始，等到第12周起就慢慢得到改善。

为什么会发生妊娠剧吐？各种的激素、身体和精神上的种种因素，都已经被认为与此症有关系。一些研究证明更指出，甲状腺功能异常的程度和人体绒毛膜促性腺激素（hCG）的数值，正好与妊娠剧吐的严重程度，有着直接的关联性。

妊娠剧吐是一个需要治疗的疾病，如果没有适当的治疗，可能对母体造成严重影响。因为长期严重的反胃、呕吐，将会导致身体脱水，甚至姿势性低血压、心悸、电解质不平衡和酮尿等症状发生。此外，长时间呕吐，也可能导致食道撕伤甚至偶发吐血现象。临床上就曾发生孕妇急匆匆地来挂急诊，因为她说自己吐血了……其实这就是因为妊娠剧吐而引发的食道出血。

　　说到这里唯一能让人较为安心的，是怀孕期间的呕吐并不会对新生儿产生不良影响，即使因剧吐而多次住院、严重营养失调的孕妇，本身体重的增加幅度虽说会减缓，新生儿出生体重亦可能降低，但严格算来还是小事、并无大碍！只要把握营养均衡的原则，毕竟这只是一个过渡期，一旦撑过去，就会慢慢好转了。

医 生 叮 咛 你

怀孕期间发烧怎么办？

　　发烧对胎儿的健康同样也饱受威胁。根据实验发现，在妇女怀孕的第一阶段，特别是第3~5周时，如果你的体温上升至39℃以上时，胎儿脊椎发生病变的概率会随之大增。因此，如何预防发烧或尽速了解退烧的方法，是孕妇在日常生活中很重要的一个课题。有几项方法可以参考：

　　1. 随着温度变化加减衣服。平常应注意不要穿得太多或太少，在衣服的质料上也应该力求宽松通风，如果你容易流汗，那么别忘了尽快换衣服，以随时让自己皮肤的血液循环保持畅通。

　　2. 保持通风。进入室内记得开窗或是打开冷气，要不就是多到户外透透气，这让体温随时保持正常水平。

　　3. 多喝水。怀孕较容易流汗，呼吸也会较急促，因此可随时小口小口地喝水补充流失的水分。

　　4. 冲个凉水澡。冲个不会让你感到冷得发颤的凉水澡，然后用干毛巾用力擦拭身体，以促进皮肤的血液循环，达到加速降温的目的。

　　5. 另外关于治疗疼痛与发烧的药物，不建议使用阿司匹林，尤其到了怀孕后期，主要是因为阿司匹林的抗凝血成分可能导致母亲或胎儿产生出血或者妨碍正常分娩。而像是Motrin、Nuprin、Adivil、Acetaminophen等止痛退烧药，对于孕妇来说，比阿司匹林要来得安全许多，不过，仍应遵照医生的指示来服用。

（2）孕妇害喜缓解秘方。

　　一般状况的害喜，调适之道在于少量多餐，例如如果胃酸反流，则可以考虑服用制酸剂（胃乳片）改善，如果严重到完全吃不下食物，有脱水现象，尿液里出现酮体（Ketone body），便须迅速就医，补充水分、电解质和能量。

　　剧吐的治疗包括住院治疗、静脉补给电解质、维生素B_6的补充和精神上的支持，大多数的孕妇接受以上的处理后，都可以得到症状的改善，而且没有长期

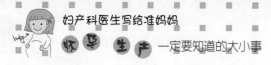

的后遗症。一般来说，因为止吐剂尚未排除与胎儿产生畸形无关，所以除非孕妇有严重的剧吐，否则医生通常不会开止吐剂处方，尤其是在妊娠前12周之内。

4. 孕妇肠胃不适症之4：痔疮

总是听人说"10个孕妇中有9个会得痔疮！"不过很奇妙的是，即使大家都很笃定这样的情况，但却往往不知是什么原因造成的。

其实痔疮的形成，绝对与肛门括约肌肉群使用不当有密切关联！我们肛门四周有一个软垫结构，它是由3种组织所构成，包括黏膜下血管（包括小动脉、小静脉及动静脉交通网）、结缔组织及细小平滑肌纤维3个部分。

平时肛门括约肌即使在完全收缩的状态下，也无法将肛门完全封闭，状况尤其明显；而软垫组织在此时则是称职地扮演着"加强"的作用，作为肛门括约肌的内衬，帮助肛门完全收缩。但是如果长期有不正常的压挤或是不良排便习惯，这个正常的软垫组织就会因为受到不正常的作用力而造成滑动，滑动现象如果太严重，就会造成肛门软垫组织内血管充血及肌肉纤维断裂，甚至滑出肛门外而脱出，形成有症状的痔疮。说到孕妇的痔疮成因，大致上以下列3种情形最常见：

（1）下半身血液循环欠佳，软垫组织持续充血。

随着妊娠周数的增加，子宫逐渐扩大，腹部压力增高，下腔静脉的压迫日益加重，妨碍到下肢的血液回流，使得软垫组织经常处在充血状态。子宫的压迫也直接影响到直肠末端，阻碍粪便排泄。所以如果准妈妈们没有特别注意自己的排便状况，尽早做好预防便秘的措施，这样一来久而久之也还是会产生痔疮。

（2）黄体素浓度增加，肠道蠕动变缓慢。

此外，怀孕期间体内黄体素浓度增加，使得肠道蠕动减缓；再加上孕妇一般活动量降低，胃肠蠕动减慢，使得粪便在肠内停留时间较长，粪便内水分因而被再吸收，导致大便干燥，使排便更困难。若排便时长期用力失当使痔疮充血，或分娩的时候用力过度，痔疮软垫组织受损下移，都会使得痔疮发作更严重。

（3）生活作息加上宿疾使然，痔疮更显严重。

准妈妈若有慢性便秘的困扰，排便时粪便自然压挤的更厉害，当然容易加重痔疮的症状出现。加上若生活作息必须长时间站立或坐着，导致腹压增加，均易造成痔疮，甚至加重原本已有的痔疮宿疾症状更突显。

一般来说，痔疮的主要症状是出血及脱肛，其次是肛门边的硬块及疼痛、肛门痒及湿润感、肛门紧迫感、异物感及排便不完全感。这些症状会依痔疮的类型而有所不同，而且并不是所有的痔疮都一定会有症状。事实上，无症状的痔疮患者占大多数。所以如果真出现以下症状，自己可要多留意是否已经罹患痔疮了。

痔疮的症状

a. 粪便中有鲜血，擦拭时卫生纸上面沾有鲜血或马桶里面有鲜血。

b. 排便时肛门会觉得疼痛。

c. 肛门处触摸时有软块，肿胀时甚至会有疼痛感。

d. 肛门里或肛门口附近会有痒、灼热感。

e. 常常有便意，但排便后总觉得没有排干净。

（4）孕妇痔疮缓解秘方。

而真说到如何护理痔疮，相信大家一定又都莫衷一是。毕竟痔疮的成因很多种，单单靠便秘来作为痔疮的绝对成因，还是真的说不过去。只不过，痔疮也不是真这么吓人，只要培养正确的生活习惯跟饮食方式，还是能够让罹患痔疮的概率降到最低。以下我就介绍一些有效舒缓痔疮的居家护理方法，希望能够减少大家对痔疮的恐惧感！

1）温水坐浴——便后就做特别有效。温水坐浴不仅可以促进血液循环，消肿、止痛，舒缓病灶，特别是便后立即施行可以说最有效。另外注意水的冲击力道不可太强，以免造成肛门皮肤破损；洗后以卫生纸轻轻拍干，切勿用力擦拭。我在这倒是有小诀窍可以提供大家参考，排便前先在肛门及肛门四周抹些凡士林或乳液，不仅可以增加润滑度，也可减少排便时的摩擦与疼痛喔！但是如果疼痛一直持续或是很剧烈，那建议你还是需要寻找专业医生开痔疮药膏，甚至以手术方式去除或缩小痔核才行了。

2）饮食改善——吃蔬果、多喝水、少吃肉、忌食辣。多吃水果、蔬菜、麦片和全谷面包，多喝水或蔬果汁，这些都有助于软便。另外尽量避免刺激性食物，如酒、辣椒、烧烤油炸食物以及不易嚼碎的食物。而像是肉类、动物脂肪也是在"戒食"的范围内。而尽量不要熬夜、避免过度劳累，也能防止身体因为虚火上升，而使痔疮的肿痛感更加严重。

3）调整作息——避免久站久坐，养成固定排便习惯。最后建议你避免久站、久坐及久蹲。如果工作类型是整天坐在办公室，那么隔些时间休息一下，起来走走。长期坐着，只会使肛门附近的血液循环变得更差。此外养成定时排便习惯，避免长时间蹲坐在马桶上，而在便后记得用温水清洗肛门，再用卫生纸轻轻拍干肛门，千万不要用力擦拭，如果家里有免痔马桶就更方便了。最后我要建议所有的准妈妈们，大家不妨在每天便后及沐浴时，用温水冲洗肛门3~5分钟，不仅可以改善肛门的局部血液循环，对于预防痔疮也相当有帮助。

知识便利贴

消痔秘方——温水坐浴法！

温水坐浴不仅可以促进血液循环，更可消肿、止痛并舒缓病灶喔！

【做法】

①以脸盆装温水，水温约35℃。

②将臀部坐入，浸泡5~8分钟。

③坐浴后，以卫生纸轻轻拍干，再于肛门周围涂抹紫云膏或凡士林、乳液，以防止肛门因反复浸泡温水而太干燥。

本法每天可施行2~3次。但要注意不是以水冲击而是用水浸泡患部，并且在洗后必须轻轻拍干，不可用力擦拭，以免造成肛门皮肤破损。

第三节

孕期不适与缓解之2——泌尿系统篇

一、孕妇泌尿系统的不适与缓解

　　我在自己的门诊中，就时常碰到准妈妈们忧心忡忡地向我诉说她肚子痛的情形，怀疑自己的身体是不是出问题？频频追问我："医生！是不是我的宝宝不够健康呢？"，其实到底什么因素导致准妈妈常会有腹痛甚至是泌尿系统的困扰？发生这样的情况是不是很严重呢？我们将在以下的章节中陆续为你详细介绍！

解尿时不舒服，怎么办？

　　"泌尿道感染"的临床表现，症状则依感染部位的不同而略有差异。若为初期的膀胱炎或尿道炎，会有小便频繁、尿急或是会解尿疼痛、解尿灼热、解尿不净感，甚至产生血尿或尿液变浑浊、下腹部不舒服的感觉，病情若恶化，则会产生高烧、畏寒、颤抖、恶心、呕吐及头痛现象。如果没有适当的治疗或是延误就医，极有可能发展成为急性肾盂肾炎。部分患者甚至会有轻度腰部酸痛或下背部酸痛（单侧较多）的症状。

　　孕妇尿道感染常常是反复出现的，因为引发泌尿道感染的细菌很容易吸附在泌尿道壁上，所以预防胜于治疗，平时从生活起居和饮食习惯着手，以提高自己的免疫力，就可以避免恼人的反复性泌尿道感染。

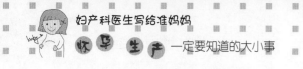

二、孕期常见的泌尿系统不适

怀孕是人生的一件大事，相信所有的准妈妈们在怀孕的过程中，自然会小心翼翼地呵护着腹中的心肝宝贝，只要一遇到腹痛的情形，自然会提心吊胆、忐忑不安。

1. 孕妇泌尿系统不适症之1：频尿

频尿是孕妇几乎都有的困扰，主要是由于怀孕当中，骨盆腔位置的改变所致，这是怀孕的正常生理现象；不过随着怀孕的过程进展，症状的严重程度也会有不同的变化。

目前手边正有一个怀孕已经11周的孕妇门诊，据我了解她就有频尿的困扰！她的症状是每天几乎早上5点就会想起床尿尿，即便想忍也忍不住，结果好不容易爬起床尿完后却已经清醒了，再躺回床怎么也睡不着，接着上班当然就会精神不继、猛打瞌睡。而为了改善这种状况，孕妇自己甚至从晚上10点开始就不敢喝水，但即使如此，结果却还是一样。她问我有什么方法可以改善这种状况？她也跟我表示，听同事说大多数的孕妇都是到了怀孕后期才会开始频尿，她担心自己是否正常？

（1）孕妇频尿起因、症状。

频尿的原因在于怀孕初期，由于子宫开始胀大，进而会向前压迫到膀胱而减少它原有的有效容积。此时，一般孕妇只会感觉到小便的次数增加，但不会有太多的不适。只是到了怀孕中期之后，由于子宫往上成长，已开始远离骨盆腔，此时反而比较不会有频尿的困扰，排尿状况相对来说是正常的。最后则是在怀孕末期，由于胎儿的成长，足月宝宝的胎头会开始下降到骨盆腔，这时的膀胱又会再度受到压迫，因此频尿的现象又会再度发生，而这种困扰就会开始一直持续，直到生产后才会比较有改善。

（2）孕妇频尿缓解秘方。

大多数准妈妈都会出现频尿症状，只是严重程度不一，通常只要顺其自然，不要憋尿，就不会有大问题出现。反而值得注意的是，如果同时还合并解尿灼热、解尿疼痛、尿急得无法忍受、发烧等现象，可能是膀胱受到感染引起发炎，此时需尽快就医进行药物治疗，才不会延伸到肾脏，导致更严重的急性肾盂肾炎或败血症。

2.　孕妇泌尿系统不适症之2：泌尿道感染

曾在门诊中碰过一个已怀孕31 周的孕妇，她从问诊的前1 周开始，便觉得自己上厕所的次数比以前多，而且还常有解尿解不干净的感觉。当时她心想："这或许是子宫压迫膀胱造成的正常情况吧？"但从前两天开始，她发现自己不只是小便次数增加，而且解尿时还会有灼热的刺痛感，腰部也比先前更为酸痛，此时她开始担心可能有问题，因而前来就诊。

其实这是一个很常见的例子，那就是泌尿道感染！孕妇罹患泌尿道感染的状况十分常见，约有10% 的妇女在怀孕期间至少会罹患1 次，若是怀孕前已经感染过的准妈妈们，则有1／3 的机会会再次罹患。

（1）孕妇泌尿道感染起因、症状。

至于怀孕为什么容易患泌尿道感染？

这是因为怀孕中高量的黄体素会抑制膀胱迫尿肌收缩，容易造成膀胱输尿管尿液逆流，导致肾脏水肿，也会造成肾盂、肾小管、输尿管松弛。而增大的子宫又会压迫膀胱、输尿管，使膀胱不易排空尿液，造成尿液滞留，给予病菌感染、滋生的机会。另外，输尿管受到增大的子宫压迫，形同输尿管阻塞，更易导致输尿管扩张，因此腹部出力时，如咳嗽、跑步、提重物，受力而增加的膀胱内压会推挤尿液，使尿液顺着扩张的输尿管逆流而上。此时若尿液受到病菌感染，又无法完全将感染的尿液排空，病菌便由下泌尿道感染蔓延至上泌尿道。

当尿液培养发现有致病菌种，但还未造成任何不适症状时，就称为无症状菌尿症。如果细菌侵犯到尿道，则会造成尿道炎，会有解尿疼痛或烧灼感以及频尿的现象。如果再往上侵犯到膀胱，就会变成膀胱炎，除了上述症状外，往往还会出现血尿或下腹痛的情形。如果没有及时给予治疗，还可能继续变成急性肾盂肾炎，症状与膀胱炎很类似，但还会伴随有发烧、畏寒、下腰背酸痛、恶心、呕吐等症状。准妈妈一旦有急性肾盂肾炎，则会增加胎儿早产、体重过轻、生长迟缓的概率。

如果是无症状菌尿症、尿道炎、膀胱炎，通常只需门诊治疗，不需要住院。若一旦出现并发症，如高烧、寒颤、恶心、呕吐或背痛时，医生可能就会建议准妈妈入院治疗。不过，泌尿道感染的孕妇常常会有反复感染的困扰，因为引发泌尿道感染的细菌很容易吸附在泌尿道壁上，所以预防胜于治疗，平时从生活起居和饮食习惯着手，提高自己的免疫力，即可避免恼人的泌尿道感染的反复发生。

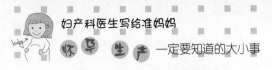

（2）孕妇泌尿道感染缓解秘方。

以下介绍的一些保健方法和预防措施，对于体质属于习惯性反复感染或是"无并发症的泌尿道感染"的孕妇十分有效，可以用来防范再次感染。而就算已经感染了，除了使用药物治疗之外，也不妨试试以下的方法来帮助自己快速复原：①每天饮水2 000mL，借以增加尿量，以便把细菌冲离泌尿道系统，减少细菌吸附在泌尿道壁上的机会，减缓发炎症状。②喝水时记得要少量多次饮用，1次约150mL。③尿液存留于膀胱太久，容易滋生细菌，甚至造成尿液逆流，导致肾脏感染发炎。对于慢性泌尿道感染的孕妇，更是往往一憋尿就引发感染。④正常解尿次数为白天2~3 小时解1次小便，夜里则解1~2 次。⑤穿着棉质内衣裤，避免穿着紧身裤、束腰裤、裤袜，让阴道和尿道保持干爽不闷热，可以减少细菌、霉菌滋生。⑥每天以清水清洗下体，不可自行使用药用阴道冲洗液清洗，以免破坏阴道原有的平衡机制，长期下来更容易导致反复感染。⑦如厕后，卫生纸尽量"由前往后"擦拭，防止粪便中的细菌进入尿道。⑧养成充足的睡眠，心情放轻松，才能增强身体的抵抗力。⑨食物清淡为主，发作期时更要严格禁止烤、炸、辣、过度油腻、过甜的食物。⑩饮用蔓越莓果汁，可以减少细菌附着在膀胱壁上的机会，降低膀胱炎的发生。⑪减少泡澡、泡温泉或游泳。

3. 孕妇泌尿系统不适症之3：阴道分泌物增多

根据我问诊多年的统计，孕妇对于怀孕期间阴道分泌物变多最感到心惊肉跳，因为既要担心自己会否感染，又要避免影响胎儿生长，所以常会碰到的就是追问我："洪医生，我怎么知道这个分泌物是没问题的？"或者是"洪医生，我该怎么样做才能保持阴部的干爽舒适？"

（1）孕妇阴道分泌物增多起因、症状。

其实怀孕时，阴道分泌物增加是很常见的。许多准妈妈一天可能要换上好几条内裤或卫生棉，以随时保持干爽舒适。而由于这种分泌物通常呈白色，所以一般称之为白带。

大多数阴道的分泌物都是正常的，但也有部分是因为阴道感染导致分泌物异常增加。简单的判断方法是当阴道分泌物只是量变多但没有搔痒、恶臭和特别的颜色（如红色、咖啡色或黄绿色），这就属于正常现象，不必特别处理。但是若阴道分泌物异常增加，颜色呈黄绿色且像脓一样呈现黏稠等不正常症状时，建议你还是就医诊治比较好。至于如何判别分泌物，我在这边教大家几个简单的辨识方法！

不正常的阴道分泌物特征

a. 阴道分泌物异常增加。

b. 分泌物颜色呈黄绿色且像脓一样黏稠。

c. 气味腥臭难闻。

d. 会阴部位也出现瘙痒或烧灼感。

e. 阴唇附近有泛红、肿胀现象。

f. 排尿时有刺痛感。

（2）造成孕妇阴道分泌物增多的3大感染源。

1）白色念珠菌感染。白色念珠菌是霉菌的一种，生命力非常强韧。因为它喜欢温热潮湿的环境，因此在台湾地区相当普遍。此外，由于怀孕时雌激素的作用，使得阴道分泌物增多，更加上阴道内的细胞普遍含有较高浓度的糖分，因此准妈妈的阴道会比平时更容易受到念珠菌感染。

白色念珠菌感染会造成阴部剧烈的瘙痒，患者常因搔抓破皮而使得阴部红肿疼痛，有时甚至会造成大量像乳酪般的分泌物，不但使阴道疼痛，也会造成阴道变得干涩，甚至会影响到夫妻间的亲密行为。

白色念珠菌感染虽然不会对胎儿造成大伤害，不过口服的抗霉菌药物可能会影响胎儿，因此多半建议使用阴道栓剂和药膏治疗。此外在生产时，当胎儿经过阴道也可能受念珠菌感染，进而导致胎儿的口腔黏膜出现鹅口疮。

一般来说，胎儿被感染的症状在产后第1周最为明显，且借由母乳哺喂等身体接触，将导致妈妈的乳头或宝宝的皮肤都出现感染症状，不过不必太担心，只要使用抗霉菌药治疗，通常感染症状很快就可以痊愈。

2）阴道滴虫感染。这类感染会出现带有恶臭的水状分泌物，阴部也会有瘙痒或疼痛感。由于这类感染多半是借由性行为传染，所以性伴侣最好同时接受治疗才有机会根治！但是说来比较麻烦的是这种感染在男性身上多半不会出现不舒服的症状，因此男性接受治疗的动机不强，因此往往容易导致女性朋友反复感染。

基本上这类型的感染不会对胎儿造成伤害，所以准妈妈大可以不必担心，只是有些研究报告显示，孕妇若是受到滴虫感染，将会有较高的机会发生早产，或是生下低体重的宝宝。检查时，医生可以用目视分泌物或取部分分泌物做采样放到显微镜下来检查，借以判断你是否有受到感染。

3）细菌感染。常见的细菌类阴道炎大多伴随灰白色分泌物及鱼腥味，由于是阴道内厌氧性细菌引起，对胎儿大致没什么太大的影响。至于其他少见的细菌感染，像淋病或是披衣菌感染，都是经由性行为感染，两种感染都会导致尿道灼痛、阴道出现黄绿色分泌物等现象。这类感染的概率虽少，不过却具有相当的危险性，因为它们将直接影响胎儿健康，所以当医生发现有这类感染的可能时，多半会坚持采集分泌物样本，用来进一步进行细菌培养，借以确定感染原因。

（3）孕妇阴道分泌物增多的舒缓秘方。

即使是正常的分泌物，过量的分泌物还是颇为扰人，此时我多半会建议孕妇选择吸水性好的棉质内裤，避免穿着尼龙质的内裤及裤袜。服装亦建议尽量宽松透气，养成良好的卫生习惯。除了每天洗澡，也建议最好以淋浴代替盆浴。

前面提到由各种致病菌引起的阴道炎，最好还是请妇产科医生诊治。除此之外建议你尽量减少糖分的摄取，同时多摄取富含活性乳酸菌的食品，例如优酪乳、嗜乳酸菌锭（粉）或添加乳酸菌的牛奶。另外，洗澡时尽量用莲蓬头接近阴道口，以稍强的水柱将阴道的分泌物冲洗干净，以减轻瘙痒带来的不适。

第四节

孕期不适与缓解之3——骨骼篇

一、孕妇很容易全身腰酸背痛吗？

老一辈的人老是说："生一个孩子掉一颗牙"，其实用比较科学的方法来解释就是，生小孩对妇女来说，会造成钙质的大量流失！所以如果产妇怀孕期和产后没有针对钙质多多补充，产后就很容易会有腰酸背痛的情况发生。

骨质的保养对产妇来说是很重要的，有时候就算是已经小心保养了，还是难免因为个人体质的关系会有腰酸背痛或是水肿的状况，我们就来看看这些困扰着产妇的小毛病吧！

 孕妇的骨盆腔老是疼痛，会不会是流产？

很多准妈妈可能都有骨盆疼痛或腹股沟疼痛的不适症状。这种在骨盆附近出现剧烈的疼痛与压力，在抬腿准备下床或穿裤子的时候特别明显，有时疼痛还会扩散到背部甚至大腿、腹股沟等部位，许多产妇会非常不安地追问，担心自己是不是有流产现象？

其实造成孕妇骨盆或腹股沟疼痛的主因，是由于胎儿下降到骨盆腔，因为骨盆周围的韧带组织，会开始为即将来临的生产预做准备而不断拉扯、放松，所以尾骨或骨盆中间便会出现强烈刺痛感。这些疼痛是身体为了准备让宝宝顺利通过所导致的骨盆和韧带变化，所以妇女朋友怀孕的次数越多，这种类型的疼痛也就会越加明显，不要过度担心。

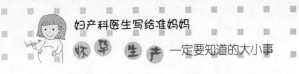

二、孕妇身体骨骼的不适与缓解

人体是很奥妙的，当妈妈怀孕期进入第10~14周的时候，宝宝的胚胎已经完全成形了，而他的所有的器官、肌肉和四肢骨骼，全部都已经发育完全，而母体为了供应胎儿发育期对钙质的需求量增加，如果营养补充不足的时候，就会从母体的骨骼及牙齿释出钙质，提供给宝宝发育，也因为母体钙质的流失，让自己的骨骼及牙齿抵抗力降低，容易产生蛀牙及牙周病。

这时候我会建议妈妈们赶快改善饮食，加强钙质的补充、吸收，多吃像是鸡蛋、牛乳、海鲜类、芋头、麻油鸡等这些钙质含量高的食物，补充不足。

以往的妇女总是生完才开始进补，其实从怀孕期开始就是补充营养的最好时机了，如果可以开始改变饮食习惯，不但可以提供自己均衡的营养需求，拥有健康的身体，宝宝也会更健康喔！

1. 孕妇骨骼不适症之1：骨骼和腹股沟疼痛

我曾接诊一个已怀孕8个月的准妈妈，她发觉自己近来除了腰酸背痛外，连下床、穿裤子的时候骨盆和腹股沟等部位也会痛！她来问诊时还一直很不安地频频追问，担心自己是不是会流产？

其实准妈妈可能会有骨盆疼痛或腹股沟疼痛等不适症状。这种在骨盆附近出现剧烈的疼痛与压力，在抬腿准备下床或穿裤子的时候特别明显，有时疼痛还会扩散到背部，甚至大腿、腹股沟等部位。

（1）孕妇骨盆及腹股沟疼痛的起因、症状。

造成孕妇骨盆或腹股沟疼痛的原因，主要是由于胎儿下降到骨盆腔，因为骨盆周围的韧带组织会开始为即将来临的生产预做准备而不断拉扯、放松，所以尾骨或骨盆中间便会出现强烈的刺痛感。也因为这些疼痛正是身体为了准备让宝宝顺利通过，进而所导致的骨盆和韧带变化，所以妇女朋友怀孕的次数越多，这种类型的疼痛也就会越加明显。

（2）孕妇骨盆及腹股沟疼痛舒缓秘方。

一般说来，骨盆或腹股沟疼痛，除了在准备下床或穿裤子等姿势改变时特别明显外，有时连笑、咳嗽或伸手拿东西都会出现突然的剧痛。如果疼痛的部位在腹股沟，通常只要放缓动作、调整或改变姿势，就可以得到改善。若是骨盆疼痛，则建议每天做些温和的运动，例如缓慢但长时间的步行，或是尝试室内健身自行车，也是不错的方法。

　　而要是你已严重到连走路或运动都会痛的话，建议不妨借由脊椎按摩预防或帮助来减轻背部疼痛，这个按摩有助背部和骨盆结构更能适应分娩的压力喔。此外，也可以考虑找位有经验的脊椎按摩师，为你做些温和的骨盆调整按摩，让臀部回到平衡状态，便可以有效改善骨盆疼痛。

2. 孕妇骨骼不适症之2：腰酸背痛

（1）孕妇腰酸背痛的起因、症状。

　　腰背酸痛其实是孕妇很常见的一种不适症状。至于有哪些因素会使准妈妈们容易感觉腰酸？又有哪些妇女在怀孕后期症状变得特别明显？这些有关怀孕期间导致腰酸背痛的原因，大致有下列几种情况：

　　1）孕妇曾有腰酸背痛的病史。若是孕前即有腰背痛病史，或前一胎怀孕时有腰背痛症状，甚至是腰背部曾挫伤、习惯性扭伤，或患有脊椎侧弯、椎间盘突出、产后慢性腰痛的准妈妈们，你在怀下一胎时，腰背酸痛的概率就会比一般人大大增加。

　　2）工作因素，导致下背疼痛。凡是需要重度劳力、经常搬抬重物、弯腰、过度劳累的工作，或是工作时间长且必须固定姿势，例如久站、久坐，而且无法适度休息的工作，都是很容易导致孕妇下背痛的关键。

　　3）身体重心改变，腰椎负荷变大。怀孕第12 周以后，增大的子宫逐渐进入腹腔，成为腹腔的一个器官。一个怀孕的子宫重量增加5~6kg，整个孕妇所增大的组织、增加的体重，大多集中在躯干前面的部位，为了保持平衡，孕妇必须把重心往后挪移，头肩向后倾斜，腰部曲度增加，造成身体的腰椎过度前凸，这对腰椎及脊椎旁的肌肉群负荷很大，所以自然就容易腰痛。

　　4）松弛素（Relaxin）分泌增加，引发关节酸痛。孕期的前3 个月可能因为松弛素的浓度逐渐增加，而导致孕妇背痛。松弛素会在怀孕第38~42 周达到分泌高峰期，生产后逐渐下降，产后3 个月后即恢复正常。松弛素会使骨盆韧带松弛变软，使骨盆的空间变大，可以容纳日渐增大的子宫。同时也可以使骨盆出口变宽，方便胎儿的分娩。可是松弛素往往也会使骶关节、耻骨韧带过分松弛，进而引起关节酸痛，耻骨联合分离，甚至让孕妇连走路都显得十分困难。

（2）孕妇腰酸背痛缓解秘方。

　　说穿了，腰酸背痛是一个预防胜于治疗的症状。如果已经发生，最好先以按摩热敷及肌肉伸展运动的方式治疗，等生完后再利用其他方法来做根本的治疗，以免在怀下一胎时又让症状加重出现。倒是透过生活习惯的改善，其实更能有效减轻身体对腰酸背痛的负担唷！

1）适当运动。借以锻炼腰大肌、骨盆肌肉，使力度增加，保持良好弹性。

2）饮食。多补充钙质充足的食物，例如奶制品、沙丁鱼、花椰菜等。

3）鞋子。选穿软底好走的鞋子。

4）日常生活中保持正确姿势，善用各种工具减少腰部负担。

5）纠正各种姿势（站姿、坐姿、睡姿……），借以改善症状。

6）不要坐或站太久，隔一段时间起来活动一下，伸展筋骨。

舒缓孕妇腰酸背痛的姿势

姿势	说　明
睡姿	1. 孕妇不能睡太软的床垫，质地以平坦微软者为佳 2. 头部枕高一些，采取侧卧睡姿，枕头高度以能使头部保持平直，且下颚稍内缩的程度为宜 3. 上腿弯曲，下腿伸直，可以放一个柔软的抱枕枕于腹部下缘，借以减轻腰椎的压力
站姿	1. 孕妇避免久站，非不得已需要久站时，双脚可前后岔开站立，重心放在后脚，同时保持脊椎垂直，不要让肚子凸出，隔一段时间再换脚，这种站姿可以减轻疲劳 2. 在面前放一个小凳子，一脚放在凳子上面，借以缓解腰背痛
坐姿	必须久坐的孕妇，可在腰部与椅背之间加一个小枕头，借以帮助撑住腰部。

3. 孕妇骨骼不适症之3：手部麻痹、刺痛

一位怀孕32周的准妈妈是个电脑程序设计师，近来发现自己工作时，右手常常会感觉忽然发麻，有时使用鼠标不到5分钟，手就会开始微微颤抖，她不知这是因为自己怀孕所引起的毛病？还是身体出现其他病症呢？

其实通常食指、中指及无名指的前半截会有刺痛及灼热的感觉，这种情况我们称为"腕隧道症候群"。上述提到的这个例子，其实就是十分典型的症状。这种症状对于需要经常动手的上班族而言，十分普遍，尤其是经常使用到手腕的人，例如：打字员、银行收银员或电脑工作者等更是常见，情况严重时，还可能连筷子都拿不住呢！

医生叮咛你

小心子痫前症！

子痫前症是造成孕妇及胎儿伤害甚至死亡最主要的原因。它的发生率虽然不高，但如果不加以治疗，则可能对神经系统、血管或母体的肾脏造成永久性损害，并且使胎儿成长迟缓（因为母体的胎盘血液供输减少）。

若是在怀孕20周后持续出现严重头痛、视力模糊或眼前出现斑点、四肢水肿，这可能是子痫前症，应该立即就医。

孕妇手部麻痹、刺痛起因、缓解秘方。

孕期容易发生这些症状的原因，多半是因为怀孕母体所累积的额外体液储存在流经手腕的韧带内，这些过量的体液会造成肿胀，继而压迫到韧带内的神经，而使手部出现麻痹或刺痛感。因此，腕骨综合并发症较常发生在夜晚或准妈妈早晨醒来时，因为这时手腕里面储存了一整天的液体，所以特别容易发作。

而为了减轻腕骨综合并发症引起的不舒适，在白天时应尽量让手休息。避免那些会让疼痛恶化的动作，如转动手腕倒东西，或是少做任何会让手腕有重复性的动作。若你必须使用电脑打字时，记得要让手腕自然平放，可以使用垫子来让手腕保持一个舒适的姿势，或是使用塑胶夹板固定住手腕亦可。

4．孕妇骨骼不适症之4：腿部抽筋

在怀孕中、后期，许多孕妇半夜会被小腿或脚掌抽筋给弄醒，这种抽筋可归咎于腿部的肌肉循环减少，使子宫产生的压力出现在主要血管上。再者像是长时间久站、久坐或躺着，都会减缓血液对这些肌肉的供应量，进而产生抽筋。许多孕妇都有这种困扰，尤其是在早晚温差变大的气候中，症状更是明显！常碰到孕妇来做产检时频频跟我哭诉，她总是在深夜因为小腿抽筋而痛醒，连带影响睡眠品质，害她隔天精神好差，因此老是做错事被主管骂……

孕妇腿部抽筋起因、缓解秘方。

以往认为，孕妇会抽筋主要是因为缺乏钙质的缘故，事实上，只有非常少数的孕妇会由于钙或镁离子的不平衡导致抽筋。怀孕期间小腿容易抽筋的原因，主要有二：

1）腿部循环不良。怀孕时膨大的子宫易压迫下腔静脉，造成下半身血液

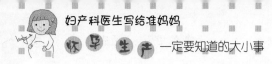
积滞，再加上孕妇又少动经常久站或久坐，使得循环更差。就像下水游泳前没有做伸展操热身一样，当小腿肚着凉时就容易抽筋。

2）腿部肌肉过度疲劳。尤其是白天走太多路过于劳累的话，更容易发生抽筋，这就像打篮球打太久，腿部肌肉疲劳一样。

我明白抽筋真的会让人感到极度的不舒服，而且由于经常是在突发状况下让你痛苦地惊醒。因此抽筋时，我建议可以用手按摩抽筋的肌肉，借以促进血液循环。如果抽筋状况真的很严重，我建议孕妇不妨这样做：先躺在床上，然后抓住疼痛的那一条腿的脚趾、保持膝盖伸直以及尽可能地贴近床，按住它们朝你的头部方向拉。但是要记住必须慢慢伸展，先压住膝盖后，使其贴近床，并尽量将脚趾弯向头部。如果因为肚子太大，抓不住脚趾，也可以请先生帮你，用手抓住脚掌，往你头部的方向慢慢轻推，伸展小腿。

另一种缓解小腿抽筋的方法是先把手平放在墙上，然后倒退直到手臂能完全伸直。接着保持脚平踩着地板、背竖直，弯曲你的手肘并倾身向墙。保持这样伸展的姿态几分钟，如果想加强伸展，可以将没有抽筋的那只腿往前踏一步，然后屈膝，身体前倾伸展抽筋的小腿。想预防抽筋，不妨试试以下方法！

预防抽筋的方法

a. 避免长时间站或坐，也避免走太多路。

b. 在上床前运动你的小腿肌肉，把脚趾朝上，足跟往前推，远离最有可能抽筋的小腿肌肉。

c. 在上床前，先按摩小腿肌肉。

d. 睡觉时，将腿放在枕头上，稍稍垫高一些。

e. 采左侧睡姿。

f. 盖好棉被或是穿长袜，避免小腿着凉。

5. 孕妇骨骼不适症之5：水肿与静脉曲张

水肿普遍发生于怀孕中、后期，虽然常被忽视，然而它隐藏在背后的问题却不容小觑。常在产科门诊碰到孕妇频频抱怨："洪医生，我的双腿肿得好厉害，连平常穿的鞋子都穿不进去了，而且因为水肿得太厉害，用手指按下去就凹陷，很久才慢慢恢复，好像'面包'喔！"其实这种两条腿肿得像大象的状况，在怀孕的妇女身上，还真的是很常见的情形唷！

（1）孕妇水肿及静脉曲张起因、症状！

怀孕期间需要大量水分供给胎儿成长、补充羊水、增加自己身体的血液量

158

和应付代谢的需求，而怀孕时激素的改变也会使水分更容易积留在你的身体。据估计，怀孕末期身体大概会多出近9 kg的水分。即使是健康的孕妇，在怀孕后期，尤其是第6、7个月开始，一整天下来，常常觉得脚比以前沉重，手也觉得紧绷。这是地心引力作用，使体内液体积聚在这些部位。另外，膨大的子宫也会使下肢血液循环减缓，水分更容易累积在脚上了。有的孕妇早上睡醒，脸也会肿（尤其是眼睑），这是平躺的结果，水分积在表皮较薄的地方。

（2）怎么判断水肿现象是不是正常呢。

如果肿胀的程度随地心引力改变，而且体重增加正常、血压正常、饮食均衡、没有尿蛋白，这多半是正常的情况，不用担心。

如果肿胀的程度严重（按下去凹陷很久才回复或脚抬高1~2 小时也不会改善），或是全身性的肿胀，再加上出现体重增加太快、血压增高（＞140/90 mmHg）、出现尿蛋白等，可能都是不正常的现象，例如子痫前症、肾脏病变、营养不均等，需进一步检查。

静脉曲张也是常令爱美的准妈妈伤脑筋的问题，尤其在小腿上会见到明显鼓起弯曲的静脉血管，或小腿前侧出现片状红色斑块（约巴掌大，不痛不痒），严重的情况，还会出现在外阴部或出现痔疮。

（3）为什么会发生静脉曲张。

激素使血管壁的肌肉松弛、血液蓄积，进而使静脉扩张。另外，子宫压迫下腔大静脉，血流压力回流，也会使小腿静脉扩张。

（4）孕妇水肿及静脉曲张缓解秘方。

1）避免长时间站或坐，每30分钟至1 小时起来活动，经常变换姿势。

2）坐的时候，做做腿部或足部运动，促进血液循环；避免跷腿，这样有碍下肢血液循环。

3）休息时抬高双腿。

4）避免平躺仰睡，尽量左侧躺，侧睡。

5）穿着宽松衣物。

6）适度运动，走路、游泳、骑固定性自行车，促进血液循环。

7）均衡饮食，摄入适量的蛋白质。

8）除非医生指示，否则不应自行限盐、限水。

9）不要用力揉或按摩静脉曲张的血管，以免伤害血管壁、造成血栓！

第五节

孕期不适与缓解之4——其他篇

一、孕妇其他部位的不适与缓解

　　大部分受孕后的孕妇都会出现各种程度不一的不适症状，这种表现在身体上的明显改变，正是象征胎儿已经存在的事实。而这种种的不适感，尤以怀孕初期这个阶段最为明显！

　　为了帮助每个准妈妈可以及早适应这种怀孕初期的不适症状，并且达到有效舒缓的作用，详细了解病因及妥善处理，就是解决问题的最好方法！而在以下章节，我就将为各位准妈妈们提供解决的最佳办法。

Q&A　怀孕时，为什么老是腰酸背痛？

　　孕妇在孕期出现腰酸背痛，这是一种很常见的现象，发生率达50%以上。孕妇如果感到上背疼痛、腰痛、腰部僵硬、下肢酸麻，表示脊椎可能已经出现问题。有的人症状轻微，稍做休息或活动后症状即可缓解；有的人则是疼痛难耐，无法久坐久站，举步困难，上、下楼梯更是吃力。

其实大部分孕妇在傍晚或晚上时，腰酸背痛的症状会加重，这是因为工作一天下来，身体可能因劳累、搬重物或是长期弯腰导致症状加重，这时我也建议大家不妨多做一些简单的伸展动作来舒缓疼痛，一方面让疲劳的肌肉得以恢复平衡，另一方面也能让疼痛所带来的身体疲劳与压力获得舒解。

二、孕期常见的身体不适症状

曾碰过一个病例，前来问诊的太太年约35岁，目前怀的是第3胎。在怀孕20周时由先生搀扶前来就诊，据我观察她当时的状况，她其实是连抬腿走路都很困难，孕妇自己则表示，她在怀孕初期就有腰背酸痛的情形，只不过状况时好时坏，前来问诊的当天早上，情况并没有任何异常，但是到了傍晚，因为工作而坐了一整天，刚刚准备下班而从椅子上起身的时候，就忽然感觉自己的右边下肢完全无法用力，不但不能抬腿走路，就连腰部的酸痛感也变得更为明显。她感到非常害怕，于是赶紧请先生带她来就诊。

1. 孕期常见不适症之1：腹痛

怀孕期的腹痛其实是很常见的现象，有些是怀孕的正常现象，有些则可能是严重疾病的初期反应，所以在临床上，医生对于怀孕妇女的腹痛往往会严肃以对。因为唯有谨慎检查、小心处理，才不会延误或误判病情。

前阵子才刚处理完一个病例，产妇一大早就很紧张地跑来问诊，据她表示是从昨晚便一直感到下腹部在隐隐作痛。整个晚上根本无法安枕，好不容易熬到天亮了，便赶紧跑到医院来求救，因为她已经怀孕32周了，担心自己是不是要生了？但是预产期根本还未到，于是翻来覆去了一整夜，满脑子想的就是宝宝是不是出了什么状况了？

其实准妈妈们如果发现自己有腹痛症状，我这里倒是建议大家还是要培养一些基本常识和训练一些因应方法，这才不会因为太过于惊慌而延误病情。下面我将介绍几种怀孕初期与中、后期比较常见的几个腹痛病因给大家参考；其实只要了解病因，一般说来准妈妈们都能在当下知道该如何判断与做出因应措施。当然有些情况是可以自己先做初步处理，有些情形则是必须立即就医，一刻也不能延误，而这就全仰赖初步判断与适当因应措施了。

（1）孕妇腹痛的起因、症状。

其实引发孕期腹痛的原因很多，大致上又可归纳成以下几个重点：

1）流产——怀孕前3个月最常见。在怀孕3个月内，胚胎便从子宫自然排出，就称为流产。流产的三大症状是：持续的下腹疼痛、阴道出血、腰酸，真正流产时，会有大量出血夹杂大血块或胎膜组织排出。若是准妈妈见到自己有这样的情况发生，则要有心理准备，胎儿可能是保不住了。不过即使保不住胎儿，也必需立刻到妇产科就诊，检查是否已经完全流产？如果流产不完全，有可能会引发突然的血崩、子宫发炎，甚至是败血性流产，准妈妈们千万要小心。

2）子宫外孕——在怀孕第5~6周就会出现。受精卵在子宫腔以外的任何地方着床，即称之为子宫外孕。约有95%的子宫外孕均着床于输卵管中，只有其他少数才会发生在卵巢、腹腔或子宫颈。目前产妇子宫外孕的发生率为0.5%~1%，通常外孕的征兆在怀孕第5~6周就会出现。一旦发现自己的情况可能是子宫外孕，请务必尽早就医，一刻也不要延误。千万不要再自行服用任何药物，否则一旦受精卵在输卵管中继续成长，最后就是导致输卵管被撑破，后果就是造成大出血，甚至需要切除输卵管才能保住性命。加上手术后的后遗症很多，严重时还很有可能会影响到往后的受孕机会。

3）下腹痛——子宫外孕的可能性偏多。子宫外孕往往都会伴随有腹部疼痛的症状。一开始时可能是单边隐隐作痛，然后渐渐漫延至整个下腹部，加上因排便、咳嗽、走动而用力时，腹部的疼痛会更明显，有时甚至会引起身体同一侧的肩膀疼痛。

此外，若情况真严重到子宫外孕处的囊肿已经破裂，此时孕妇会感到持续性的剧烈腹痛，甚至真有"痛如刀割"的感觉。建议孕妇观察自己的腹痛若是越来越剧烈且急促，甚至已经引起恶心、呕吐、头晕了，记得一定要马上就医才行。

4）出血——留意因大出血而休克。若出现间歇性或持续性的褐色点状出血，即要多加留意。因为这种情形往往在腹痛开始之前便出现，如果输卵管已经破裂，则会导致大量出血，进而引发休克、死亡。

5）输卵管部疼痛、子宫韧带拉扯。怀孕初期准妈妈们常常觉得下腹部或两侧小腹有些微疼痛，疼痛感觉可能是抽痛、拉扯痛、隐隐如绳索般牵扯的感觉。而这种疼痛最主要的原因是子宫圆韧带在伸展、松弛，如果改变一下姿势或躺下来休息，试着做点柔软的伸展操，轻度按摩一下腹部，疼痛往往就会缓解。

6）卵巢肿瘤——常发生在怀孕第6~14周。一般来说，卵巢肿瘤在怀孕时并不会有特别的症状，但有部分孕妇会出现轻微的腹痛或腹胀等症状，严重时会因为肿瘤的扭转、破裂或出血而出现急性剧烈的腹痛，一般最常发生在怀孕的第6~14周。

目前怀孕时合并骨盆腔肿瘤的发生率并不高，一般在妊娠早期出现的，最有可能是黄体囊肿，怀孕12周后大多会自然消失，所以不需进行任何手术。很少有黄体囊肿会持续超过妊娠16周以上，在怀孕中发现的子宫附属器肿瘤约有一半的机会直径小于5cm，有1／4介于5~10cm，另外1／4大于10cm。一般单纯囊肿在日后追踪时，约有一半会变小或消失。传统上如果肿瘤大小一直持续超过5cm，医生多半就会建议执行手术处理掉，以免发生其他并发症，并排除恶性肿瘤病变的可能。至于手术时机通常会选在妊娠中期执行，以减少流产与早产的危险性。

7）子宫变大——换姿势缓解，无须治疗。怀孕34周以后，因为胎儿的头会下降至骨盆腔的位置，所以孕妇会有压迫到骨盆腔骨头的感觉。这时骨盆韧带为了准备生产而会有持续性的伸展、松弛，所以容易有耻骨联合、腰椎、骨盆等处的酸痛，甚至是耻骨联合部位的下腹部疼痛。这时若压迫到肋骨处，则有可能造成上腹部疼痛。

这种压迫性的腹痛，症状大多是抽痛或隐隐作痛，不会有剧烈疼痛的情况发生。加上持续时间也不长，所以往往换个姿势或躺下来休息一下就能获得缓解，建议孕妇不需太过紧张，也不需做任何进一步的治疗。

8）子宫收缩性腹痛——持续2小时以上建议就医。怀孕后期因为子宫逐渐变大，甚至也会开始有收缩的反应，因此每次收缩时，下腹部都会紧绷甚至紧痛。当腹部阵痛发生时，可以赶紧坐下或躺下休息，并且轻轻按摩腹部，放松心情，再做几次深呼吸后，腹部紧痛的情形应该就会逐渐缓解。但是如果这种疼痛感持续2小时以上仍未缓解，建议还是到妇产科检查一下比较保险。

9）早产——就医诊治，拖过一天宝宝就安全一分。孕妇在怀孕20~37周，在胎儿已经具备生存能力后至足月前的这一段时间若生产，一般就称之为早产。早产最明显的症状是腹痛，而这是因为子宫收缩引起的一阵阵疼痛。疼痛时腹部会紧绷、变硬或是产生下背疼痛、腰酸腰痛、阴道会分泌粉红色或浅褐色分泌物，甚至有羊水会从阴道中涌流出来。遇到这种情况请尽快就医，正确的治疗可以延缓早产的发生，而胎儿在子宫内多停留一刻，存活下来的机会便更添一分，当然确保宝宝日后身体健康的可能性也就随之更加一分。

医 生 叮 咛 你

发现是子宫外孕，要即刻就医！

一旦发现自己的情况可能是子宫外孕，务必尽早就医，一刻也不要延误。千万不要再自行服用任何药物，否则受精卵在输卵管中继续成长，最后导致输卵管破裂，造成急性腹膜炎或是骨盆腔严重粘连，甚至需要输卵管切除，后遗症很多，严重时可能会影响到往后受孕的机会。

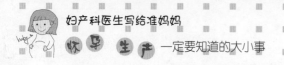

若你观察自己已经出现早产前兆，而腹痛频率规则但强度不大，在子宫颈口尚未打开前建议赶快到医院求诊，只要找出早产的原因，确实卧床休息，大多可以顺利安胎。反之若是延误就诊时机，等到子宫颈已经变薄、扩张、变短，甚至子宫颈口也已开了至少3cm以上，这时想要安胎可就真的很难了！但若是羊膜并未破损，子宫颈也未变薄，那么其实还有70%的可能，可以让胎儿怀到足月时再顺利产下。

（2）孕妇腹痛缓解秘方。

想要减缓腹痛，我首先要提醒孕妇：平时不可过度劳累，建议不要久站、不做剧烈运动，同时避免提重物。饮食上更要以均衡摄取营养为准则，尽量做到少量多餐，尤其多摄取铁质含量高的食物，例如牛肉、猪瘦肉、鸡汤、葡萄、蔓越莓、苹果等食物。

此外，最好多在家休息，尤其是养成晚上11点前上床就寝的好习惯，因为孕妇只要能够做到睡眠充足的话，因为怀孕引起的变化所造成的腹部不适就能逐渐改善喔！但是如果症状持续而且越来越痛，则应该立即就医。

2. 孕妇常见不适症之2：头痛

头痛在怀孕早期是相当常见的症状，不过每个孕妇的头痛程度都不一样；如果怀孕前就有偏头痛的困扰，大部分的准妈妈在怀孕的中、后期以后会慢慢好转。另外，若是在怀孕20周之后才出现的头痛症状，也要注意有没有高血压的问题，以及罹患妊娠毒血症❶的可能性。

（1）孕妇头痛的起因、症状。

预防和治疗头痛最好的方法，就是要仔细找出头痛的起因，对症下药后才能有效改善。正因为头痛的原因多样，变化又多，所以一旦发作时，应尽可能地把疼痛的性质记录下来，从痛的表现方式下手寻找，将更有利于找出病因。孕妇头痛其实还算常见，在这里举一位怀孕17周的孕妇做例子跟大家分享：这名孕妇最近深受头痛困扰，疼痛的方式就是一直抽、又感觉紧紧的痛法，真的让她很不舒服。产检时她询问医生，由于怀孕前于每次月经都会头痛，所以医生建议她去挂神经内科并请医生做评估；但是看过门诊后，医生并未开药给她，她后来回诊时问我："洪医生，这样算是正常吗？还有，除了吃药，有没

---

❶ 妊娠毒血症

又名子痫前症，是人类怀孕特有的疾病，罹患率是5%~10%，是造成胎儿周产期死亡率和罹病率的主要原因。妊娠毒血症初期的症状包括：①高血压（收缩压＞140mmHg，舒张压＞90mmHg）；②尿蛋白。

有其他解决头痛的方法呢？"

一般说来，孕期头痛的可能原因很多，临床上甚至通常不只有一个病因。透过以下的自我检视，弄清楚到底是什么原因造成你头痛不已呢？

（2）头痛自我检视。

1）痛的感觉为何，是刺痛、压痛、胀痛、紧痛、酸痛、抽痛或是热痛？

2）疼痛时，头部喜欢被按压或不喜欢被按压？

3）疼痛发作时间长短？

4）诱发头痛的因素是什么？

5）是否在噪声、拥挤、通风不良的公共场所、用眼过度、或是睡眠不足、情绪压力、天气变化的情况下特别容易头痛？

6）头痛发作时是否伴随其他全身症状，如畏光、闪电状现象、呕吐、晕眩、高血压、视力模糊等？

7）什么情形能够缓解？

一般孕期的头痛，常常是轻微、偶发性的，万一头痛到干扰你的日常生活了，应该让医生帮你检查，先排除器质性病变的问题。如果没有发现任何明显病灶，那就很可能是由于怀孕生理变化所引起的。怀孕期间发生头痛，常见原因如下：

1）激素变化——怀孕20周后逐渐缓解。怀孕时的激素变化，尤其是雌激素增加会直接影响到脑内的血清素含量，造成血清素浓度下降。血清素是一种神经传递物质，偏头痛发作时，血清素含量下降，引起头部血管疼痛痉挛。但是通常在怀孕9周以后，激素会比较稳定，头痛现象就会慢慢消失。有60%~80%的偏头痛患者，在怀孕20周以后症状就会逐渐缓解。

2）疲倦——怀孕前12周症状较明显。因为要适应怀孕，准妈妈的身体比以前更辛苦地工作。由于全身新陈代谢的速度加快了10%~25%，心跳加速，心脏输出率增加，如此才能供应更多血液到全身各部位。所以怀孕前12周，孕妇大多会容易感觉疲倦、头晕目眩、注意力无法集中、嗜睡。而这些疲倦感若没有得到充分休息或睡眠，往往就会引起头痛。

3）紧张和压力——造成身体多处疼痛。怀孕期间，许多妇女因为身体状况改变而不安和焦虑，往往情绪也比较敏感，心情时好时坏，时喜悦、时烦躁。这些情绪波动往往造成紧张性头痛、肌肉性头痛或心理性头痛。

4）饥饿——饮食欠规律也会引发头痛。怀孕初期的恶心、反胃、呕吐、肠胃不适、嗜睡，往往使孕妇饮食欠缺规律，进而导致营养不均衡或是血糖起伏不定，也容易引发头痛。

5）低血压——头部血流量减少，容易头痛。孕妇容易因为血管扩张，血压调节不稳而有低血压的现象，尤其在急剧改变身体姿势的时候，好比由躺到坐，或由坐到站，或突然转头时，导致头部的血流量减少，当然容易引起头晕、头痛。

6）饮用刺激性饮料或食物——使血管变化产生头痛。过量食用含酒精、咖啡因、尼古丁、高热量的饮料和食物，如咖啡、茶、红酒、巧克力、烧烤、油炸或辛辣的食物，这些食物都会导致血管急剧扩张，进而产生头痛。

7）温度、湿度改变——身体无法适应，容易头痛。气温突然下降或是早晚温差太大、气压骤降或是气温忽然变闷热、湿度骤变如阴雨天、吹风等，以及流行性感冒、鼻窦炎等因素都很容易造成孕妇头痛。

（3）孕妇头痛缓解秘方。

妇女在妊娠期间往往特别容易疲倦，尤其是在怀孕的中、后期，感觉更是明显。对于需要长时间工作，甚至下班后还要照料小宝宝的孕妇而言，身体的疲累感会更严重。所以建议你要多找时间尽量休息。至于如何舒缓怀孕期间的头痛，建议你可参考以下几个方向来调整！

> **舒缓头痛的方法**

a. 要有充足的休息。

b. 每工作一段时间，就起身到室外走走！

c. 保持室内空气的清新流通！

d. 放慢你的动作，不要一下子就站起来或改变姿势。

e. 清淡的饮食，可缓解头痛引发的不适症！

f. 每天少量多餐，饥饿时可补充高纤饼干或轻食点心。

g. 正餐绝对要进食，并多吃蛋白质食物、减少淀粉类点心的摄取，以免胰岛素分泌过多，造成血糖过低。

h. 放弃紧张的生活方式，借以减轻心理压力、养成规律的生活习惯！

i. 适度运动，有助松弛神经！

3. 孕妇常见不适症之3：牙龈出血、牙痛

门诊时常看到一些闹牙疼的准妈妈已经来到医院，却迟迟不敢去看牙医的状况。我就曾在医院大厅碰过一个很有趣的状况：今年30岁的陈小姐怀孕后，某天早上起床刷牙时发现牙龈出血，不放心地照镜子时居然发现牙肉似乎也有些红肿，她想起长辈们常说："生一个孩子，掉一颗牙！"，所以心里实在很紧张，不知这是否为掉牙的前兆？除此以外，她也在想："牙龈出血是牙周病

吗？孕妇牙疼可以看牙医吗？需要照X线片吗？"我看她挺着一个肚子在大厅里一脸茫然，趋前一问之下才知道，因为一个牙龈红肿、出血的状况，就让她自己吓了自己老半天。

不知道大家发觉了没有？从上述例子就能看出牙齿保健确实令孕妇很困扰；但是若换另一种说法，这也说明了一般人在平时就未曾充分注意牙齿保健。多半到了怀孕期间牙齿出现问题了，大家才会开始察觉自己似乎真的该关心一下牙齿的健康了。

由于怀孕期间的生理变化和自体激素的改变，会促使某些致病菌增长，而加重了原本存在的牙周问题；因此发生牙龈炎的概率大大增加，造成了怀孕期牙龈炎，甚至会出现所谓的"怀孕性肉芽肿瘤"。事实上，怀孕与龋齿并没有一定的关联性，可能是因为孕妇的饮食口味改变，例如喜欢吃酸甜零食或其他淀粉类食品；加上每天的进食次数增多，或是因疲劳而疏忽口腔卫生所导致。俗语说："生一个孩子，掉一颗牙。"大家都以为是怀孕造成孕妇钙质流失所造成的。其实，胎儿所需钙质，主要供应来源是孕妇所摄取的营养，与牙齿无关，会掉牙齿最主要是因为蛀牙或牙周病造成的。

孕妇牙龈出血起因、缓解秘方。

孕妇胎盘会分泌大量的黄体素与动情素，使得口腔内牙龈软组织肿胀，导致孕妇牙龈较孕前更易出血或敏感。再加上怀孕时唾液的分泌量也跟着变多，因此，产生牙齿疾病的比例相对较高。

另一方面，准妈妈因为对食物的需求增加，进食状况变得既多又频繁，特别是对碳水化合物如面包、米饭、糖果、甜点等的摄取量往往都会变高；这时由于进食次数与含糖食物摄取量都增加，如果没有做好口腔卫生保养，口腔牙菌斑❶堆积的情形，当然也就会增加了。这时若你发现自己刷牙时牙龈会渗血，我建议你不妨改用孕妇专用的软毛牙刷，并且注意补充钙质和铁质，多吃奶制品、蛋类以及葡萄干、动物肝脏类食品、绿色蔬菜和柑橘类水果等。

此外，由于妇女怀孕期间用药复杂，我建议孕妇在这时务必做好口腔保健，而口腔检查更应列入产前医疗照顾的一部分，保护好你的牙齿，就不用担心牙齿出毛病而必须吃药或治疗了。

---

❶ 口腔牙菌斑

　　附着在牙齿表面的食物与细菌，久而久之便会形成牙菌斑；牙菌斑若堆积过多，就会变成牙结石。牙菌斑是牙周病的主要致病因子。根据医学统计，通常在进食2~3分钟之后，牙齿就会产生牙菌斑。

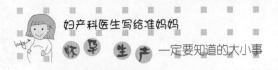
孕妇口腔保健重点

项目	理由
口腔检查	由牙科医生做1~2次的口腔检查，作为产前医疗照顾的一部分，以免在怀孕后期或产后发现更多的蛀牙和牙周病
口腔手术	1．普通的洗牙、根管治疗、补牙和简单的拔牙等，在怀孕期间是可以进行的；但要避免接受X线的照射检查，若非做X线的照射检查不可时，一定要有铅衣保护
	2．若必须做牙科手术，要尽可能在怀孕的中期4~6个月才施行，因为怀孕前3个月和后3个月，容易发生流产和早产
	3．做治疗时要主动告诉医生怀孕周数，以及是否曾有过流产等病史，以便医生作为用药时的参考
补充营养	特别是钙和磷、维生素C和维生素D的摄取，一般胎儿的乳牙在怀孕的第6周就开始发育，所有的乳牙牙冠于出生前已全部形成，在这段时间内需要足够的营养
口腔保健	孕妇本身则需保持口腔的清洁，经常按摩牙龈，注意口腔保健。三餐饭后立即刷牙，配合抗过敏或牙周病专用牙膏，可以减少牙齿疼痛及牙龈出血的情形。另外，研究显示，电动牙刷清洁牙齿的效果比传统牙刷更好，它还可以按摩牙床，促进牙床健康

4. 孕妇常见不适症之4：贫血

说到贫血，指的是没有怀孕的妇女，其血红素12g／dL，或孕妇的血红素低于11g／dL。造成贫血的原因很多，有些情况还需要特别的检查才能判断。接下来针对孕妇常见的贫血原因做简要的说明。

（1）孕妇贫血的起因、症状。

孕妇在早期怀孕和接近预产期时，正常状况应该是平均血红素为每毫升12.5g，比中期怀孕的平均每毫升11.5g还要高一些。为什么会有这种变化呢？这是因为怀孕过程中血浆体积增加30%~50%（4 700~5 200mL），而红细胞只增加20%~30%（250~450mL），这种红细胞与血浆增加量的差异在怀孕中期，尤其是30~34周时最为显著，因此容易出现所谓的生理性贫血，短暂的生理性贫血其实是有益胎儿与母体的。因为血液变得较不黏稠，所以把胎儿代谢的废弃物带回母体排出，同时有效地增加血量，以应付生产失血所需。而常见的贫血主要可以分为以下3大种类：

1）缺铁性贫血。铁质是构成血红素重要的成分，大部分女性体内贮存的铁质含量可能无法应付怀孕的需求，因为每个月月经会流失铁质，如果又有抽烟、喝咖啡或吃素习惯的话，体内铁质存量将会更低。

母体因怀孕而需要的铁质约为1 000mg，其中360mg是给胎儿和胎盘，450mg是用来增加母体的血红素，而另外会有190mg的铁质从肠胃道或生产流失。基于这些需求，孕妇每天需要铁质的摄取量，约为没有怀孕时的2倍，有30~60mg。如果你本身就已经有缺铁性贫血，那么铁质的摄取量就要再高一些了。缺铁性贫血不但要注意铁质的充分摄取，也要注意蛋白质及各种维生素的补充才行，因此怀孕期间多补充含铁的食物，对每个准妈妈而言是必要的，尤其是怀孕初期，如果有充足的铁质储存量，对维持怀孕3个月后的铁质平衡将有关键性的影响。因为准妈妈如果有严重的缺铁性贫血，将可能造成胎儿体重过轻甚至早产，尤其当血红素值少于8g／dL或怀孕初期便发生缺铁现象时，后果可能更加严重。

至于是不是所有的孕妇都应该要补充做成药丸形态的铁剂，来改善或预防缺铁性贫血呢？这个问题目前还没有一致的答案。而根据一项大规模的研究分析，事实上将近八成的生育年龄妇女体内铁质的存量，远不足以供应怀孕的需求。基于这个理由，再加上如果孕妇已有足够的铁质，那么口服补充的铁质就不会被吸收，反而会随粪便排出体外，因此，我多半建议，还是加减补充一下，尤其针对第一次产检抽血发现有贫血的孕妇。

前面提到铁质的摄取量，是指元素铁（Elemental iron）的量，然而市面上卖的（或医生开给你的）铁剂，却有不同的制备成分，常常让孕妇搞不清楚，现把常见的各种铁剂以及剂量，和它所占元素铁的量列在下面：①325mg葡萄糖酸铁（Ferrous gluconate）含铁元素37~39mg。②325mg硫酸铁（Ferrous sulfate）含铁元素60~65mg。③325mg延胡索酸铁（Ferrous fumarate）含铁元素107mg。

如果摄取铁质营养补充剂，可以与果汁共食，因为维生素C有助于铁质的吸收。相对的，铁剂不要与牛奶共食，因为牛奶会抑制铁质的吸收。至于症状轻微者，可多补充高铁食物，像是红肉类、动物肝脏、深绿色蔬果等等，都是不错的选择，另外记得同时摄取维生素C，以利铁质吸收。

2）巨母红细胞性贫血（恶性贫血）。主要是因为身体缺乏叶酸与维生素B_{12}所造成，因此建议多摄取深绿色蔬菜、牛奶、蛋黄与肉类，即可充分补充此类营养素。不过由于维生素B_{12}为动物性来源，素食者比较容易缺乏，因此我还是建议大家不妨采用蛋奶素，或额外补充富含维生素B_{12}的辅助食品来平衡。

3）地中海型贫血。地中海型贫血又称为海洋性贫血，是一种自体隐性遗传的血液疾病，可分为甲型（α型）和乙型（β型）两种，前者多见于中国南方和东南亚地区，后者则多见于地中海地区。关于地中海型贫血，我们在后面的章节还会有进一步的说明。

（2）孕妇贫血缓解秘方。

贫血多半不是头昏眼花，就是脸色苍白、气色欠佳。我还要重申一个观念：不是所有的贫血都是只要多吃补血的食物即可。因为不同性质的贫血应该要先找出病因，再对症下药比较妥当。至于以下介绍的，则女性朋友尤其是孕妇们，要更多地注意自我防护事项：

1）饮食方面。①均衡摄取造血食物，如动物性蛋白质、铁、维生素C、维生素B群或叶酸等。②勿偏食，建议多吃富含维生素B_{12}及叶酸的食物，如动物肝脏、瘦肉、奶蛋类、扁豆、深绿色蔬菜或柠檬、香瓜和木瓜等水果。

2）药物控制。①可补充铁剂，但服用铁剂之后，忌喝牛奶、茶或咖啡，而且要多吃含维生素C的食物，以利铁质的吸收。②必要时补充叶酸及维生素B_{12}制剂。③小心使用会影响骨髓造血功能的药物，如氯霉素（抗生素）、某些止痛药和抗癫痫药，以避免接触或使用含有苯成分的染发剂等。

3）生活作息。①患有溃疡的孕妇，建议及早治疗，以免加重贫血症状。②避免罹患感染性疾病，避免体力与养分的消耗及避免引起消化道功能紊乱，影响铁的吸收。③平常应多注意胃肠方面的健康，勿暴饮暴食，加重肠胃负荷。④注意口腔、皮肤的清洁、卫生，用软毛牙刷刷牙，并且保持排便畅通，尽力避免牙龈、鼻腔、肛门等部位出血，以免影响病情。

贫血常见症状检视DIY

准妈妈如果有以下的症状，就极有可能已经有贫血的问题了，建议你还是到门诊进一步抽血检验以确定诊断，并请医生为你确定自己是哪一类型的贫血
1.一般贫血的主要症状：
1）容易疲倦
2）虚弱
3）头晕
4）目眩（眼冒金星）
5）唇色淡白
6）牙龈、指甲、巩膜颜色泛白
7）走路或稍微活动则呼吸短促
8）容易头痛
9）容易健忘、很难集中注意力
10）失眠，睡眠质量不佳
2.缺乏叶酸型贫血：
1）上述主要症状
2）口舌疼痛
3）胃口不佳
4）腹部发胀
5）反胃
6）腹泻

续表

3. 缺乏维生素B$_{12}$型贫血：
1）上述主要症状
2）口舌疼痛
3）走路失去平衡感
4）手脚刺痛
5）记忆力衰退
6）精神恍惚
4. 缺铁性贫血：
1）上述主要症状
2）指甲容易断裂

5. 怀孕常见不适症之5：呼吸急促或喘不过气

怀孕时，准妈妈常会变得容易呼吸急促，甚至有喘不过气来的感觉，其实这大多属于正常现象，只要运用一些简单的方式就能改善症状。

怀孕期间因为必须一人呼吸两个人的量，所以准妈妈的呼吸系统将会出现一些变化！这时你会发现不仅肺活量增加了，而且胸廓也会增加好几厘米，呼吸速率也会比平时快一点。由于呼吸比平时快，因此准妈妈们偶尔会觉得上气不接下气，甚至还会有因为吸进的空气不够而觉得喘不过气的情况发生。

（1）孕妇喘、呼吸急促起因、症状。

其实，觉得喘不过气并不表示你或宝宝真的缺氧，主要原因在于肺部没有足够的空间扩张而已。事实上，孕期的呼吸反而是比较有效率的，因为呼吸得比较深，呼吸频率也加快，所以身体所能得到的空气的量也比较多。曾有些孕妇的先生问我，"洪医生，我老婆怎么常会不由自主的叹气呢，是不是忧郁症啊？"其实大家不用担心，那是身体在帮准妈妈进行额外深呼吸的一种方法呢。

只不过提醒大家多注意的，倒是孕妇怀孕后期喘不过气的频率和强度都会增加，这是因为增大的子宫会将横隔膜往上推，使得肺部扩张受到限制，进而限制孕妇肺部呼吸时的扩张能力。此时身体为了弥补氧气的不足，将会增加呼吸的频率，借以确保准妈妈与胎儿俩人都能获得足够的氧气。等到怀孕进入第9个月，胎儿下降到骨盆，横隔膜的压力消失，这时孕妇的呼吸就能逐渐恢复顺畅了。

这种呼吸急促或喘不过气的感觉，多半只是偶尔出现，如果是突发、严重的呼吸不顺畅，甚至伴随胸痛、呼吸快速、脉搏加快或深呼吸时胸部会剧烈疼痛等症状，务必迅速就医，以防肺栓塞等严重病症发生。

（2）孕妇喘、呼吸急促舒缓秘方。

其实只要用对方法，呼吸不过来的状况是可以有效改善的！例如：

1）觉得喘不过气时，建议立刻改变姿势。

2）如果有上气不接下气时，记得把动作放慢，同时注意身体有没有出现其他不适症状。

3）试着利用胸式呼吸法，增进呼吸效率。

4）规律地运动，增加呼吸和循环系统运作的效率。

5）找出有助呼吸顺畅的姿势。通常正确的坐姿是挺胸、肩膀向后，呼吸起来会比起瘫软躺在椅子上感觉轻松一点。

6）睡觉时，建议考虑半躺（躺在枕头上）或垫高头部的侧卧姿。

7）当心悸引起呼吸气喘时，应先深呼吸。先吸一大口气然后憋住（能憋多久就憋多久），最后再慢慢吐气。

8）若呼吸会喘的情况仍未见改善，建议你应就医治疗为佳。

知识便利贴

呼吸运动Step by step

进行呼吸运动时，一定要让吸进胸部的空气比进入腹部的多。你可以把手掌放在胸廓两侧，观察它的扩张程度，在深深吸气的同时，肋骨将会把手掌往外推。多练习这种深度的胸式呼吸，等子宫压迫到肺部、导致腹式呼吸困难时就可以改成胸式呼吸，以减缓孕期呼吸不顺的问题！

①站起来，深深地吸一口气。

②把两只手臂先向外再向上举。

③一边慢慢吐气一边将手臂放回身体两侧。

④配合呼吸，头部向上抬，再向下低。

第 6 章

孕妇的偶发病症与并发症

相信大家一定都很清楚，孕妇的健康直接关系到腹中胎儿的存活，所以即便是小小的感冒也不能掉以轻心！尤其是怀孕初期前3个月是胚胎各器官分化形成的关键时期，此时若感染上一些疾病或药物使用不当，往往就有可能对正在发育中的胎儿产生无法挽救的影响。

◆ 怀孕期间的偶发病症
◆ 怀孕与生产可能发生的并发症

第一节

怀孕期间的偶发病症

一、怀孕时偏偏又生病，该怎么办？

对许多的准妈妈而言，怀孕一事可说是忧喜参半，因为在高兴当妈妈之余，还得面对身心方面的许多问题。但有些疾病就特别爱惹怀孕中的准妈妈，例如最常见的感冒、贫血、忧郁，或妊娠高血压、糖尿病等。不过准妈妈们也不用太紧张，只要事先拥有充足的知识，掌握治疗的关键时刻，在医生的细心诊治、照顾下，还是可以健康、顺利地度过孕程。

Q&A 孕妇感冒了怎么办？

当孕妇感冒时，先分清楚感冒的类型是一般普通感冒还是病毒性的流行性感冒。如果是一般的小感冒，可以多喝开水、多睡多休息、多吃水果和绿色蔬菜并加强保暖等，一般来说，几天后就可以痊愈了。

如果是病毒性的流行性感冒，通常会伴随出现发高烧，甚至烧到39 ℃以上，这时候最好就是立刻就医，医生会根据孕妇的症状作一些特殊处理或是给药，以免影响胎儿脑细胞的发育。无论如何，记得不可以盲目地擅自使用退烧药或感冒药自我治疗喔！

二、准妈妈一定要小心的病症

怀孕的过程难免会碰到一些偶发状况，这些状况也会发生在没有怀孕的人身上，只是在怀孕的时候，可能会对准妈妈及胎儿造成进一步的伤害。同样地，某些疾病或状况是只有在怀孕的期间才会发生，了解这些并发症，能帮助我们小心预防，进而维护母体与胎儿的健康。

1. 孕期偶发病症之1：感冒

感冒的类型可以简单区分为一般普通感冒或是病毒性的流行性感冒。如果是一般的小感冒，可以用支持性治疗，如：多喝开水、多睡多休息、多吃水果和绿色蔬菜，并注意保暖等方式，多半几天后就可痊愈。如果是病毒性的流行性感冒，往往会伴随出现发高烧（甚至烧到38 ℃以上）、寒颤、头痛、全身肌肉或关节酸痛的现象，这时就要尽快就医，在医生指导下，根据孕妇的症状作一些特殊处理，以免影响胎儿。不过无论如何，最好不要盲目擅自使用退烧药或感冒药。

所谓预防胜于治疗，平常就要注意保暖、提高身体的免疫力，例如足够的休息、加强营养的摄取等。要多吃含高蛋白、高维生素的食物，补充足够的维生素C 等，同时搭配适当的运动以强化体质，并尽量少到公共场所，减少病毒感染的机会。

由于孕妇罹患流行性感冒进而恶化成肺炎的机会大增（约10%），因此美国疾病管制局（CDC）建议所有孕妇，无论是怀孕几周，在流行性感冒盛行的季节，都应该接受流感疫苗肌肉注射，也请准妈妈放心，流感疫苗并不会对胎儿造成不良的作用。

改善咳嗽症状的6 大要诀！

感冒常常会合并咳嗽，许多准妈妈往往害怕咳嗽药会影响宝宝健康，却又担心长期咳嗽不愈也会影响胎儿发育。

怀孕期间的咳嗽确实令人苦恼，常见许多怀孕中后期的准妈妈，捧着肚子不敢用力咳，就是生怕宝宝会因此提早报到。的确，长期咳嗽会使腹压增大，已有早产迹象的准妈妈更要小心，而且若是咳嗽超过3个月以上，极有可能是慢性支气管炎或是过敏性支气管炎，甚至要小心是不是肺结核，所以不可不慎。

当准妈妈刚开始出现咳嗽时，可以先试着找出发病原因再进行治疗。除了看医生吃药外，生活起居上如果可以多留意，对咳嗽的缓解也有相当的助益，

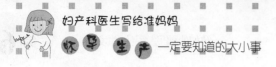

重点如下：

1）不吃甜食和易上火的食物。如糖果、巧克力、花生、瓜子、辛辣零食、油炸食物等。

2）不喝冰品或冷饮。

3）不吃生冷蔬果。包括梨子、柚子、葡萄柚、西瓜、椰子、橘子、苦瓜、白萝卜等，吃多了容易生痰，导致咳嗽不止。

4）多喝温开水，喝水时尽量慢慢饮用。

5）多以盐水漱口。

6）大部分医生开的咳嗽药，短期使用的话，多半对胎儿没有什么影响，请依医生指示安心服用。

2. 孕期偶发病症之2：过敏性鼻炎及气喘

怀孕期间，对原本就有过敏性鼻炎或是气喘的准妈妈而言，激素的改变会刺激鼻腔黏膜，使鼻腔黏膜发生肿胀而出现鼻塞现象，导致过敏症状更为严重。像这类的呼吸道症状，轻则造成不适，影响心情；重则影响胎儿的氧气供应，甚至危及生命。因此为了你自身与胎儿的健康，怀孕期间如何改善呼吸道问题，控制并预防发作，可以说是孕妇们一定要关心的重要课题。

（1）过敏性鼻炎的用药、缓解之道。

有过敏性鼻炎症状的准妈妈，日常生活中有几种可以帮助保持鼻道通畅的方法。首先，尽量避免让鼻子接触过敏源和污染物，像是烟雾、灰尘、棉絮或有人抽烟的地方；其次，可以使用美容用的热敷蒸脸器，以蒸气热敷鼻窦与鼻道部位，每次10~20分钟，当然你也可以用热开水蒸气，或用热水将毛巾打湿后敷脸等。

用药方面，一般常使用的有鼻塞喷剂或抗组织胺类药物。不过由于鼻塞喷剂的成分除了会收缩鼻腔血管外，同时也会收缩胎盘血管，因此除非在医生的指示下，否则千万不要擅自服用。至于大部分的抗组织胺类药物，像是Chlorpheniramine和Tripelennamine，在怀孕时服用是安全的。怀孕期间服用咳嗽糖浆要特别小心，虽然目前并没有相关研究发现，咳嗽糖浆与胎儿缺陷间有什么关联，但还是建议准妈妈多注意咳嗽糖浆成分，选择以不含碘或酒精成分的咳嗽药水较佳。

（2）有气喘病的准妈妈，不可擅自停药。

至于有气喘病史的准妈妈，如能在怀孕前（最好在计划怀孕之前）就开始调整生活作息与用药方式，减缓气喘发作的次数与症状。同时，随时都应该尽量避免让自己接触到过敏源。如果可以的话，建议你不妨在生活环境周遭放个空气清静机，借以随时保持室内空气清新。

至于在用药上，未征得医生同意前，建议最好不要轻易改变原来的治疗方式。准妈妈倒是无须担心长期用药会对胎儿造成伤害。相反的，一旦气喘发作而未能立即得到治疗，那么对胎儿的伤害反而会更大。

目前治疗气喘最常见也最有效的是一种名为Albuterol的携带型吸入喷雾剂，这类型药剂对准妈妈与胎儿来说一般还算安全，不过由于它会促使母亲与胎儿的心跳加速、血压升高，并造成母体供给胎儿的血糖浓度改变，因此使用时一定得遵照医生指示。同样地，吸入性类固醇和预防气喘发作的药物（Cromolyn），只要在医生指示下使用也还算安全。

特别要提醒有气喘病史的准妈妈，当出现快发作的感觉时，就应当机立断、立刻求诊，让医生使用适当的药物来治疗，否则拖到气喘发作，母亲与胎儿所需承受的风险反而更严重。

3. 孕期偶发病症之3：德国麻疹

虽然台湾地区由1986年起已全面为中学二年级女生做德国麻疹预防接种，近年来也扩大为15 个月大婴儿、小学一年级与中学三年级男女生接种三合一疫苗，不过由于德国麻疹实在威力惊人，所以仍不可掉以轻心。德国麻疹对准妈妈的影响不大，顶多出现轻微的疹子或类似感冒的症状，不过却会对胎儿有非常大的伤害，特别是在怀孕后8 周内的胚胎形成期，这时是器官形成的关键期。准妈妈一旦感染，胎儿畸形比率将高达1/4~1/2。在怀孕第9~12 周期间，也还有1/10 的致畸胎率。准妈妈一旦感染德国麻疹，胎儿会产生先天性德国麻疹症候群，病变包括白内障、青光眼等眼部疾病，小脑症、脑脊髓炎、智能不足等中枢神经系统缺陷，开放性动脉导管、中隔缺损、肺动脉狭窄等心脏疾病；神经性耳聋，脑膜炎和脑炎，胎儿生长迟缓，血小板缺乏或贫血，肝炎、肝脾肿大、黄疸、紫斑等。除了先天性德国麻疹症候群以外，怀孕期间感染德国麻疹，发生流产、死产以及胎儿生长迟缓的机会也会比较高。

美国已有大规模研究，发现打完疫苗3 个月内怀孕的妇女，胎儿并没有先天性德国麻疹症候群的现象，但因为德国麻疹疫苗是一种减毒的活疫苗，为了小心起见，身为医生的我们还是希望打过疫苗的妇女最好先避孕3 个月，避免提心吊胆，担心宝宝有问题。

（1）以脐血采样术检测是否感染。

根据统计显示，不具免疫能力的妇女在怀孕第1 个月若感染德国麻疹，则

50%的胎儿会严重畸形；第2个月感染也有25%的畸形率；第3个月为15%；第4个月才会降至5%。怀孕20周以后感染，胎儿发生"先天性德国麻疹症候群"的概率就非常小了，如果28周以后才感染，大多只以胎儿生长迟滞来表现。因此，怀孕3个月内感染，一般主张终止妊娠，如中期以后感染，则视个别状况决定去留。

感染德国麻疹的准妈妈，在感染2~3周后可能会出现轻度发烧或喉咙痛等类似感冒的症状，颈部或耳后的淋巴结也可能肿大疼痛，待上述症状出现后，点状皮肤疹才会陆续出现。疹子出现的位置最初多在脸部，然后才逐渐蔓延至颈部、躯干和四肢，2~3天就会自行消失，这便表示已经痊愈。

值得注意的是，有感染宝宝并不一定就会畸形，因此要不要继续怀孕，准妈妈不妨与医生进一步讨论。通常，想知道胎儿是否受到感染，可在怀孕4个月左右时，以超声波引道、采取脐血样本进行"德国麻疹"抗体检测。

（2）免疫球蛋白，效果并非百分百。

不确定自己以往是否感染过德国麻疹的准妈妈，如果在怀孕期间又接触到德国麻疹患者，最好是立刻进行抽血检查。如果血液中的抗体（IgG）很高，便表示已具有免疫力，不必担心胎儿受到影响。反之，如果血液中抗体浓度很低，甚至没有，这时除了选择中止妊娠、进行脐血检验外，亦可考虑注册免疫球蛋白。不过，由于注射免疫球蛋白是否能减少先天性德国麻疹症候群的发生，目前还没有定论，因此美国疾病控制与预防局（CDC），目前只建议在不具免疫能力但却在怀孕期间感染德国麻疹，同时又不愿意中止妊娠的妇女身上使用。由此可见，免疫球蛋白未必能百分百预防胎儿感染，孕期中受感染的准妈妈到底该怎么做，最好还是要与你的医生进一步商讨对策。

4. 孕期偶发病症之4：水痘

水痘是一种滤过性病毒，经由飞沫传染或接触到水痘体液而感染造成的全身性疾病，一旦感染，便具有终身的免疫能力。换句话说，准妈妈如果在小时候已经感染过水痘，那么她便不需要再担心这个问题。但如果不确定以往是否已经感染过，也可以透过抽血检测水痘抗体来做进一步确认。

不过，即使没有免疫力的妈妈们接触到水痘患者，其实也不用太过惊慌。一般来说，准妈妈感染水痘并不会增加流产或早产的机会，而胎儿虽然有可能发生先天性水痘症候群，症状像是皮肤结痂、四肢畸形、白内障、小眼症或大脑皮质萎缩等，但是发生的概率只有0.4%~2%而已。因此现在医生们普遍认为，孕妇其实不见得要因为感染水痘而中止怀孕。

至于在对准妈妈的影响方面，孕妇因感染"水痘"而合并发生肺炎的机会会增加，死亡率也会因此提高。所以这时必须更加小心，如果有需要必须住院治疗。

（1）感染离生产越近，新生儿死亡率越高。

和其他感染性疾病不同，怀孕期间感染水痘，反倒比生产前对胎儿的影响更严重。其中，如果是在生产前5~21天发病，这时母体会产生足够的抗体，并将抗体经由胎盘传给胎儿，所以胎儿虽然受感染率高达1/6，出生后4天内会出现水痘症状，但多半不会有生命危险。

但反过来说，如果准妈妈是在生产前4天内发病，这时胎儿会接触到病毒，但却没有来自母亲的抗体保护。在这种情况下，有高达1/3的新生儿会受到感染，同时出现全身性的病变。这些宝宝通常会在出生后5~10天出现病征，而且死亡率很高。换言之，准妈妈感染水痘发病的时间离生产越接近，相对说来新生儿致命的危险性也就随之越高。

（2）注射免疫球蛋白，减少感染机会。

经抽血检测确认是没有免疫力的准妈妈，如果怀孕期间与水痘患者有密切接触，医生会建议你在与水痘患者接触的4天内注射水痘带状疱疹免疫球蛋白，以提供立即的抗体，并减少病毒传染给胎儿的机会。同样地，水痘带状疱疹免疫球蛋白也会用在对水痘没有免疫能力，却在生产前5天内及生产后2天内发水痘的妈妈所生下的新生儿身上。

由于目前可用的水痘疫苗是减毒活疫苗，目前并无法掌握在孕妇身上使用的安全性，因此不建议在怀孕期间注射水痘疫苗。

5．孕期偶发病症之5：麻疹

2007年日本发生麻疹大流行，造成许多准妈妈心理恐慌，害怕去日本旅行会被传染上麻疹，影响宝宝。其实，台湾地区的民众绝大多数都曾经接种过"麻疹、腮腺炎、德国麻疹"三合一疫苗，所以对麻疹大多已具有免疫力。

麻疹是一种因滤过性病毒感染而引发的皮肤疹。一般来说，若准妈妈感染麻疹，通常会透过胎盘传染给胎儿，这时如果胎儿受到影响，有20%~60%机会可能造成流产、死胎、早产或胎儿体重不足等状况，至于畸形现象则较为少见。最近的研究报告甚至指出，先天性畸形的发生率与一般未感染的孕妇是一样的！因此现在认为，如果在怀孕期间感染麻疹，并不需要中止妊娠。若怀孕期间因接触麻疹病人而担心被感染的话，可以在接触后6天内注射免疫球蛋白，这样就能降低麻疹的影响力。麻疹疫苗也是属于减毒活性疫苗，因此不建

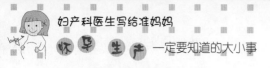

议在怀孕期间接种麻疹疫苗！

6. 孕期偶发病症之6：弓形虫病

弓形虫是一种寄生虫，它的虫卵或是囊体常会存在于猫的粪便，或是生的猪肉及羊肉当中，只要煮沸食物，就可以杀死这种寄生虫。而人类往往由于吃了含虫卵的生肉或接触到有虫卵的粪便而受到感染。弓形虫病是爱猫族最需小心的传染病，它对准妈妈的伤害不大，多半没有明显症状，孕妇或许会感觉有点疲倦、发烧或出红斑，但是对胎儿却有极大的杀伤力，而其中，感染的时间点是关键！

准妈妈若在怀孕初期受到感染，胎儿虽然患病机会不大，不过却会造成胎儿流产、死产或罹患先天性弓形虫病的严重后果，主要症状包括脑部病变如小脑症、水脑症、脑内钙化，或是眼部病变如小眼症、脉络膜炎以及淋巴结肿大、肝脾肿大、血小板不足等。如果准妈妈在怀孕后期才受到感染，此时胎儿受感染的机会虽然大增，不过发生重大畸形的机会反而降低。虽然如此，还是有可能出现严重的后遗症，应该要小心。

弓形虫病的预防之道，最根本的方法就是避免与宠物接触，尤其是不要接触到宠物的排泄物。但如果真无法避免，至少要养成接触后立即洗手、双手洗净才进食的习惯，最好同时避免生食肉类。

7. 孕期偶发病症之7：梅毒

在所有性病中除了艾滋病之外，梅毒是最可能伤害胎儿的性传染病。若是在怀孕期间没有发现而加以治疗，可能会造成胎儿感染，进而造成胎儿肺部、肝脏、脾脏、胰脏、骨头及许多方面的病变，甚至导致早产或胎儿死亡。

在台湾，怀孕合并梅毒的情况并不多见，幸运的是只要能在怀孕初期及早治疗，绝大多数的梅毒螺旋体就不会通过胎盘而伤到胎儿，不过若是拖到怀孕中后期，胎儿已经受到感染才开始治疗，这时多半为时已晚。因此及早发现、治疗，这才是保护胎儿的关键。

怀孕初期梅毒，治疗效果佳。

在怀孕的任何时期，母体一旦感染到梅毒，都有可能经过胎盘将梅毒螺旋体传染给胎儿造成伤害，所以目前产检将梅毒血清的筛检列为产检的必要项目。一般在第一次产检时都会抽血检查，其中就包括梅毒血清筛检（VDRL）一项。但由于VDRL是一个筛检的项目，除了梅毒以外还有许多其他原因，例如自体免疫疾病（如红斑性狼疮）、病毒感染、细菌感染等，都有可能使得孕妇血中的VDRL 指数升高而造成阳性反应。所以一旦孕妇接受检测发现VDRL 指数过高时，请不必太过恐慌，因为医生多半会再安排更为精密的梅毒特异抗体（TPHA）检查❶，借以确定你是否真的感染了梅毒。

许多妇女虽然身体没有任何症状，但是却被检验出有梅毒抗体。这是因为梅毒感染在孕妇身上不太会出现明显症状，不太容易被发现所致。因此严格说起来，梅毒血清检验相形之下就显得非常重要。虽然梅毒感染可能会给胎儿带来相当大的伤害及影响，所幸若是经由早期的筛检，发现母体感染，治疗是相当容易的。一般只要使用足量的青霉素（盘尼西林）或红霉素，大多数胎儿都不会受到影响，请准妈妈们不用太过担忧。

8. 孕期偶发病症之8："菜花"

"菜花"的学名是尖锐湿疣，是由人类乳头瘤病毒感染所造成的性传染病。"菜花"在怀孕期间较容易复发，长得特别快、特别大，其原因可能是怀孕期间免疫系统减弱，局部环境温暖潮湿，血液供应充足所致。

临床上曾有病例报道患有"菜花"的母亲，生下的宝宝也受到感染，在咽喉部出现"菜花"！理论上，病毒确实有可能经由产道而传染给胎儿，也有可能是宝宝在通过产道时受到感染，因此，罹患"菜花"的孕妇，如果在临产时"菜花"还没有治愈，那么生产方式最好采取剖宫产，以免将"菜花"传染给宝宝。

而说到"菜花"的治疗方式，一般有局部涂抹药物、电灼或激光等选择，不过怀孕时较不适宜以药物治疗，因为药物可能会有引发畸胎的可能。因此，怀孕期间的治疗，多半是以电灼或激光为主。值得注意的是，"菜花"在治疗后的复发率很高，所以治疗后还需持续追踪检查。

9. 孕期偶发病症之9：生殖道疱疹

生殖道疱疹是由第二型单纯疱疹病毒所引起。感染的孕妇将会出现许多不适症状，例如阴部起水泡、脓包、痒或疼痛等，有时还会有解尿疼痛，甚至排

---

❶ 梅毒特异抗体（TPHA）检查

　梅毒螺旋菌体感染人体后，体内会产生一种对抗的特异性抗体，梅毒螺旋菌体血球凝集试验（TPHA）便是测量这种抗体的检查。该项检查敏感度高，因此若VDRL 检查呈阳性反应时，即可做这项检验再次确认。

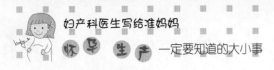
尿困难的现象出现。

在怀孕早期感染疱疹将会大大增加流产或死胎的概率。如果在分娩时，母体外阴部有活动性疱疹病灶时，则新生儿受感染的概率将高达1/2。一般疱疹病毒很少经由胎盘直接感染胎儿，大部分都是因胎膜破裂或胎儿通过产道时，接触到被病毒感染的子宫颈及产道而受到感染。胎儿若是感染到疱疹病毒，严重的全身性感染将可能造成许多器官的坏死。即使是局部器官受到感染，也可能伤害中枢神经系统、眼睛、皮肤及黏膜。不过，也有受到感染的胎儿完全没有症状，单看感染的严重程度而定。

孕妇如果罹患生殖道疱疹，一般会给予7~14天治疗疱疹的药物Acyclovir，同时合并止痛药来减轻疼痛。如果是在怀孕36周以后才出现生殖道疱疹，那么就必须持续服用Acyclovir到生产完为止。

由于新生儿感染疱疹大多是经由产道获得，因此美国妇产科医学院建议，如果分娩1周前没有病灶且病毒培养为阴性的孕妇，医生才会建议自然生产，否则便应该采取剖宫生产。至于已经破水的准妈妈，更必须在4~6小时内进行剖宫产，才能降低胎儿感染疱疹的概率。

10. 孕期偶发病症之10：甲状腺疾病

一般说来，甲状腺功能异常可分亢进与低下两种。患有甲状腺功能亢进的准妈妈，有较高的机会罹患子痫前症（也就是妊娠毒血症），严重者甚至会有生命危险。而胎儿也较容易流产、早产甚至胎死腹中。至于患有甲状腺功能低下的妇女多半不容易怀孕，因此孕妇合并甲状腺功能低下的情况，在临床上反而少见。

甲状腺功能异常本来就是年轻女性容易出现的问题，由于孕期的生理变化会使甲状腺功能异常问题变得复杂，加上药物可能对胎儿的影响，因此对准妈妈来说，这个问题还真是不容小觑。

（1）怀孕期间，甲状腺功能亢进判断困难。

为何怀孕会让甲状腺问题变得复杂？这是由于怀孕时母体免疫系统改变，激素的作用，再加上甲状腺在功能及代谢上的变化。甲状腺功能亢进常见的症状如下：

甲状腺功能亢进的症状

a. 心跳加速，心跳比预期的怀孕心跳更快，常合并有心悸的感觉。

b. 手会颤抖。

c. 甲状腺肥大。

d. 眼球突出。

e. 体重减轻，甚至加量饮食后仍无法增加。

f. 怕热，容易流汗。

g. 一天要解便好几次，甚至容易拉肚子。

　　除了检视有无上述症状外，当然，我们也会检测孕妇血中甲状腺促进素（TSH）及游离型甲状腺素（free T4）的浓度来判断孕妇是否有甲状腺功能亢进或低下的现象。

（2）治疗方式仍以药物控制为主。

　　通常怀孕可以改善甲状腺功能亢进的情形，因为大多数的甲状腺功能亢进是自体免疫系统出了问题（称为Graves disease），而怀孕时自体免疫系统会被抑制，因此减缓甲状腺功能亢进的症状。但是在怀孕初期，由于母血中甲状腺素结合球蛋白（TBG）浓度上升以及人类绒毛膜性腺促进素（hCG）的作用，却又会使甲状腺亢进的症状加重，因此必须依准妈妈症状及验血结果来决定要不要使用药物。

　　治疗甲状腺功能亢进的药物，常用的是Propylthiouracil（首选用药）与Methimazole。一般用药原则依病情给予初始剂量，在2~4周后再依改善情况酌量递减，直到以最低剂量可以维持血中游离甲状腺素比正常值上限略高为止。如果持续4~8周都在正常范围则可考虑停药，不过也有许多准妈妈在整个孕程中，都必须不停地服药来控制症状。准妈妈可以比较放心的是，治疗甲状腺功能亢进的药物，对胎儿影响并不大，纵使胎儿出现甲状腺功能低下，或是有甲状腺肥大的情形，往往都只是短暂的状态。

　　而在产后的第2及第6周都必须再做一次筛检，因为这期间，血清中的甲状腺素浓度会出现另一次高峰。极少数的人会出现"甲状腺风暴"而造成心脏衰竭。至于当药物不能达到预期效果时，可能就必须考虑开刀切除部分甲状腺，手术的时间建议在怀孕满4~8个月进行，这是因为太早做容易流产，太晚做又容易早产的缘故。

11. 孕期偶发病症之11：癫痫

　　癫痫是由于大脑皮质发生局部或广泛性的异常放电，引起意识障碍或抽搐等现象的一种疾病。造成癫痫的原因可能为头部外伤、脑瘤或其他器质性病变，但还是约有75%的癫痫找不出任何发病原因。

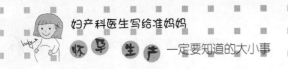

怀孕合并癫痫的发病率只有0.4%左右，它对准妈妈与胎儿的影响，目前医学界还没有一致性的看法，然而大多数专家学者认为：只要在怀孕前或怀孕过程中加以适当的药物控制，怀孕并不会增加癫痫发作的频率。反之，如果在怀孕前癫痫药物治疗不佳，在妊娠期间又没有得到良好照护的话，反而容易让癫痫病情恶化。临床上我们发现，怀孕期间癫痫发作频率之所以增加，大致有可能是以下几个原因：

1）孕妇担心抗癫痫药物对胎儿有不良影响，而自行减量甚至停药。

2）妊娠初期，食欲不佳，害喜厉害造成恶心呕吐，减少药物的服用与吸收！

3）妊娠期间肾脏廓清率❶增加，加速药物的代谢！

4）因临产、生产及产后初期的疏忽，而忘了服药。

一般说来，患有癫痫的孕妇比较容易发生产科并发症和不良的周产期预后。而患有癫痫的孕妇所生下的孩子，也有较高的概率会发生脑性麻痹、智能发展迟滞和抽搐的现象。而常见的并发症则有早产、妊娠性高血压、新生儿畸形、剖宫产、低体重儿和周产期死亡等。

而说到抗癫痫药物对怀孕的影响究竟有多少？依据研究发现，服用抗癫痫药物的孕妇，胎儿发生先天性畸形的概率是正常孕妇的2~3倍，有些抗癫痫药物甚至危害更大，因此必须谨慎使用。

孕期抗癫痫用药，与医生讨论决定。

一般常见的抗癫痫药物有下列几种：Phenytoin（商品名Dilantin）、Carbamazepine（商品名Tegretol），Phenobarbital（商品名Luminal），Primidone（商品Mysoline）和Valproic acid（商品名Depakine）。其中，Phenytoin和Carbamazepine在美国食品及药物管理局（FDA）的孕期用药分类中属于C级，其余则属于D级，都不建议使用。

临床上发现，服用Phenytoin的孕妇，胎儿可能会发生头脸部异常（如宽眼距、斜视、眼睑下垂、鼻梁扁塌、小耳、宽嘴、短颈）及四肢末端发育异常（如手指、脚趾发育不全）等先天畸形，医学上统称为胎儿Phenytoin症候群。另外，也容易发生新生儿凝血因子Ⅱ、Ⅶ、Ⅸ、Ⅹ不足以及母体巨大细胞性贫血等现象。至于Carbamazepine因为有较低的致畸胎作用，是目前建议孕妇使用的首选抗癫痫药物。

一般来说，罹有癫痫但经药物控制良好的妇女仍然可以怀孕。有癫痫的妇

---

❶ 肾脏廓清率

指的即是"肾丝球过滤率glomerular filtration rate"（GFR），代表肾丝球过滤血液，借以初步形成尿液的能力，检查数值是越高表示功能越好！

女想要怀孕时，每天应摄取足够的叶酸，然后在稳定病情的范围内，尽量将药物减少到最少种类、最低剂量。而对于病情稳定已经一段时间，例如两年以上都没有再发作的病人，则可以考虑不给抗癫痫药物，再考虑怀孕，但必须注意仍然有25%~40%复发的可能性。

一旦癫痫发作，应该立即给药，并给予良好的照护。另外，怀孕期间应持续补充叶酸并且定期测定母体血中抗癫痫药物浓度，作为调整剂量的依据。另外，由于服用抗癫痫药物可能会出现胎儿畸形的风险，因此，我建议在怀孕20~24 周时做个"高层次超声波"检查来排除胎儿畸形的状况。而服用Phenytoin 的孕妇，在妊娠末期或分娩前，应给予补充维生素K**❶**，以避免新生儿异常出血。

12. 孕期偶发病症之12：乙型肝炎

国人肝癌发病率始终居高不下，其中乙型肝炎正是最大元凶。根据统计，台湾地区的孕妇有17 %为乙型肝炎病毒的带菌者。乙型肝炎主要传染途径有二：一是水平式的体液感染，经由病人的血液、唾液或精液传染而得，也就是说，经由打针、输血或性交都可能传染；另一种传染途径是垂直感染，由罹患乙型肝炎的母亲传染给胎儿或新生儿，其中，胎儿在子宫内便被感染的概率占5 %，其余95 %则是在生产、胎儿通过产道时经由产道感染。

孕妇感染乙型肝炎并不会造成胎儿死产、畸形或流产；不过由于受感染的胎儿或新生儿免疫力不足，感染后极易成为带菌者，日后便容易成为慢性肝炎、肝硬化、甚至是肝癌的患者。

乙型肝炎防治，让新生儿有效预防！

目前台湾地区卫生署推动的乙型肝炎防治计划，所有新生儿都要接受注射乙型肝炎疫苗，因此怀孕期间，准妈妈们都必须检验乙型肝炎。如果检验结果，表面抗原（HBsAg）和核心抗原（HBeAg）皆呈阴性，或只有表面抗原（HBsAg）呈阳性的话，新生儿只要按期注射乙型肝炎疫苗即可。如果检验结果表面抗原（HBsAg）和核心抗原（HBeAg）皆呈阳性，那么新生儿在出生24小时内便须注射免疫球蛋白，然后再按时注射乙型肝炎疫苗。经过这些程序，大多数新生儿都可以达到预防乙型肝炎的目的。

---

❶ 维生素K

维生素K 能促成肝脏中凝血酶原的合成，是伤口止血不可或缺的成分之一。人体若缺乏维生素K 会使伤口的出血时间延长，容易引起皮下出血。深绿色蔬菜是维生素K 的最好来源，另外动物肝脏中的维生素K 含量亦丰富。

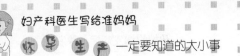

研究也发现，母亲本身有乙型肝炎时，不论经由剖宫产或自然产，新生儿受感染的概率是一样的。此外，大部分的专家认为即使母亲的乙型肝炎检验，表面抗原（HBsAg）和核心抗原（HBeAg）皆呈阳性，哺喂母乳并不会增加新生儿感染乙型肝炎的机会；换言之，乙型肝炎带源的妈妈还是可以哺喂母乳。

13. 孕期偶发病症之13：心脏病

在孕妇的心脏病中，风湿性心脏病最常见（占80%），其次则分别是高血压心脏病与先天性心脏病（各占10%）。虽然近年来，在心脏学领域研究的快速进展下，许多罹患心脏病的妇女都可以顺利怀孕与生产，不过，由于怀孕本身就会增加心脏负担（额外负担可达50%），因此还是建议患有心脏病的女性，在准备怀孕前应该先与心脏科医生讨论，将一切交由专业医生来判断你是否适合怀孕？即使你是经过心脏科医生认可才怀孕，怀孕的过程也不可轻忽，务必随时与心脏科医生和妇产科医生密切沟通与配合，例如身体的保养方式？怀孕过程该注意的事项？哪种生产方式比较适合你？身体出现哪些情形时应该立刻就医，才能减少母体及胎儿发生并发症的风险？

有心脏病的孕妇，往往胎儿也会比较小一点，所以准妈妈要尽量摄取足够营养以及充分休息。在怀孕期间建议针对胎儿心脏进行详细的超声波检查，看看有没有出现先天性畸形。当然，整个怀孕过程，准妈妈也得定期接受心脏科

医 生 叮 咛 你

心脏病孕妇的注意事项！

1. 维持理想体重，减轻心脏负担。
2. 改善贫血状况。
3. 避免受到病菌感染，如感冒、膀胱发炎等。
4. 适度而不过度的运动。
5. 减少盐分的摄取。
6. 随时注意充分而足够的休息。
7. 勿让血压升高。
8. 控制甲状腺功能的运作正常。
9. 出现有呼吸困难、四肢水肿、心动过速（每分钟超过100次）、咳嗽、咯血及脉搏或心跳不规则等情形，应立刻就医。

医生评估心脏功能，而胎儿也会接受比较多次的超声波检查，评估它的生长状况。在濒临生产时，妇产科医生还会请麻醉科医生一起帮忙，尽量在不增加太多心脏负荷下，将宝宝分娩出来。

14. 孕期偶发病症之14：高龄产妇

一提到高龄产妇，大家最耳熟能详的问题大概就是"唐氏症"（蒙古痴呆症）了。所谓"唐氏症"，绝大多数是第21 对染色体多了1 个，也就是总共变成47 个染色体，一般正常人是46 个染色体。其实不只是"唐氏症"，其他还有许多的染色体异常，也都在高龄产妇身上会大幅度增加，原因自然与卵子的老化有关，而人类生存的大环境中，充斥着各种物理、化学和生物有害健康之物质，也不无影响。

几岁才算高龄产妇。

在产科学上，所谓"高龄"指的是35 岁以上的产妇（或怀孕时满34岁）！原因是35 岁以上生产，不仅较容易生出畸形儿及较多的生产并发症。另外，也有人常问，有没有"高龄产夫"一词？这方面没有定论，因为父亲年龄的影响远较于母亲年龄的影响小得多，这看来男女似乎不大公平，的确如此，女人的青春短，更年期之后，便没有自然的受孕能力（最近有人报告，能以人工方法让停经后的妇女再度排卵受孕），而且女人的卵巢一出生时便存在，所有的卵青春期之后才逐一成熟排出；男人则不然，他们每天不停地制造新鲜的精子，即使已届70 岁，射出的还是新制造的精子，而40 岁的女人排出的卵，却已有40 岁高寿了。

针对这点，可能就是女人年纪对胚胎畸形和染色体异常之影响，远比男人的年纪之影响要大得多的道理了！

下面表格中提供的正是生产与产妇年龄对照，发生染色体异常的概率，从表中显示数据可见，年纪在35 岁以上的妈妈，生下"唐氏症"宝宝的机会是1/400，生下各种染色体异常胎儿的概率，则为1/200 ，正好与羊膜腔穿刺造成流产的机会相同。而年纪超过35 岁以上的妈妈，则生下染色体异常胎儿的概率，也将超过做羊膜腔穿刺造成胎儿流失的概率。因此针对年过35岁以上的产妇，我们多半都会主张做抽羊水检查，借以确定染色体正常与否。

母亲年纪与"唐氏症"发生概率对照表

母亲年龄	21	27	35	38	39	40	45	49
宝宝染色体异常概率	1/500	1/450	1/200	1/100	1/80	1/60	1/20	1/7
宝宝有"唐氏症"概率	1/1500	1/1000	1/400	1/175	1/140	1/100	1/30	1/10

附注：表中分别列出母亲年龄与"唐氏症"发生比率及染色体异常的比率关系。比方说40岁的准妈妈，生下"唐氏症"宝宝的概率有1/100，染色体异常比率为1/60。45岁的准妈妈生下"唐氏症"宝宝的概率将提高至1/30，染色体异常比率也提高到1/20，以此类推……

不过近来由于生化方面科技的进步，也有一派学术论点主张先进行第一孕期或第二孕期"唐氏症"筛检，如果结果属于高危人群，再做羊膜腔穿刺术；或者是在进行超声波检查时发现有异常，才需要抽羊水做检测。怎么做比较好呢？你可以询问你的医生，帮你做最恰当的决定。

至于有部分染色体异常或构造畸形的胎儿，会在怀孕早期就流产，因高龄产妇的胎儿流产率、死亡率都较高，这点同时也受高龄产妇有较多的糖尿病、高血压、妊娠毒血症等的影响。

医 生 叮 咛 你

怀孕时一定会掉发吗？

我们头发的生长可以分为3期：

1. 生长期：持续生长2~4年。

2. 退化期：停止生长进而退化，为2~45周。

3. 静止期：毛囊渐渐萎缩，毛发脱落。在正常情况下，90%~95%的头发都为生长期，5%~10%为静止期，少于1%为退化期。

而怀孕期间因为激素的作用，一开始会让人感觉头发好像变多、变浓密，这是因为头发由生长期进入静止期的速度变慢，所以感觉上会觉得头发好像相对地变多、变浓密。

产后第1~5个月，开始进入静止期的头发比率增多，这时就有可能会出现短时间内大量掉发的现象，称为整体脱落期秃发（Telogen Effluvium），这个现象大多在产后1~5个月内恢复正常，只不过真要拿目前的发量和未怀孕之前相比，可能还是略显少了一点。

青少年产妇的问题!

　　由于性观念和性行为的日益开放， 20 岁以下的青少年产妇，也有逐渐增加的趋势。其实青少年产妇会碰上的问题也不少，例如容易合并贫血、体重不足、性传染病及产褥期并发症等。对胎儿而言，则容易有早产，出现体重过轻、新生儿猝死症候群、新生儿感染等问题。因此，低龄的准妈妈跟高龄的准妈妈一样，都必须透过完善的产前检查来掌控身体状况，才能完全避免任何遗憾发生。

15. 完善产前检查，才能避免遗憾

　　一般人总以为高龄产妇最大的问题是没有体力分娩，亦即产程较长甚至是难产。但我倒是认为问题并不在此，毕竟现在有很多年过35 岁以上的产妇，这只是一种心理问题，妈妈的身体其实是足以胜任生产任务的。

　　高龄产妇除了生下染色体异常、畸形、葡萄胎等的概率比一般适龄产妇多之外，也很容易生下多胞胎、巨婴，甚至容易出现高血压、糖尿病、妊娠毒血症、产前出血、产后出血、难产等，剖宫产的概率也比较高。一旦出现一种状况，往往就可以衍生出其他多种状况，例如多胞胎可能导致早期破水、早产；前置胎盘可导致产前出血、需要剖宫生产；高血压、毒血症可导致胎盘早期剥离，以致产前出血，甚至胎死腹中，总之就是要小心。

　　35 岁以上的妇女通常也较容易有子宫肌瘤，而子宫肌瘤如果正好长在子宫颈附近或子宫下段，则极有可能会堵住产道，导致无法自然生产。如果长在其他地方，虽不影响阴道分娩，但可能造成产后宫缩不良，容易引发产后大出血。因此，高龄产妇需要做特别完善的产前检查，针对个别状况做出有效的防范措施，才能顺利生下健康的宝宝。

第二节

怀孕与生产可能发生的并发症

一、孕妇专属的特有病症怎么预防？

宝宝在妈妈体内逐渐孕育成长，是一件多么令人期待而美好的事，但是孕育小生命的母体，却必须面临许多潜在的危机。这时，准妈妈如何顺利平安地度过怀孕期、尽量减少胎儿并发症的发生，这便是医生与准妈妈要共同努力的目标。

Q&A 怀孕容易引发什么样的疾病？

母亲怀孕是很辛苦的，除了要面对体重、身材的变形之外，在怀孕的时期，较容易并发的疾病有高血压、子痫、糖尿病、贫血、严重孕吐、产妇忧郁症等，但是还是会因为个别体质和身体健康的不同而有差异，养成良好的生活态度和习惯可以减低罹患这些并发症的机会。

二、在怀孕过程中常见的突发急症

在怀孕的过程中，漫长的近10个月的时间，说实话实在有很多可能性都会出现，因此如何小心翼翼地守护自己与腹中宝宝的安全，是孕妇一定要努力去完成的功课。而基于这项理由，也才会有孕妇要定期回医院做产检的必要。

说到怀孕过程可能会出现的突发症状，就因为是突发症状，所以往往是不在大家意料之中，而以下介绍给大家的这些病症，都是经过长时间的临床案例统计出来的结果。就请每位准妈妈们，耐着性子看一遍吧，毕竟什么事情都有可能发生，更何况是一点差错都不能出现的妊娠期间了。

1. 怀孕与生产可能出现的并发症之1：怀孕合并高血压

我有一位37岁的准妈妈患者，怀孕后身材就像吹气球般迅速膨胀，走样的身材虽然让她的心情有点沮丧，不过她总是不以为意，自我安慰地心想："怀孕嘛！一定会变胖啊！"直到产检时发现自己的血压持续偏高，经医生告知可能是罹患了妊娠高血压后，她才惊觉当中的危险性。因此我相信一定有很多人会问："为什么怀孕会引发高血压？"

（1）什么是妊娠高血压。

一般正常人的血压值，收缩压在110~140mmHg，舒张压在70~90mmHg，怀孕期间由于雌激素与黄体素的作用，以及血管壁一氧化氮合成作用增强，而使血管壁扩张、血压略微下降，因此如果孕妇的收缩压高于140mmHg或舒张压高于90mmHg，就是有高血压的现象。不过，高血压的确定，应该在休息的状态下至少测量两次，每次间隔6小时以上，才能作为判断的依据。

国外报告，怀孕合并高血压的比率在7%左右，台湾地区根据台北长庚纪念医院妇产科的统计则在2%~3%，虽然比例不高，却是造成孕妇死亡与伤害的主要原因。事实上，根据台湾地区卫生署的统计，台湾地区孕妇发生周产期的死亡率，第二个最常见的原因就是妊娠期的高血压。发生怀孕合并高血压的真正原因目前仍不清楚，根据推测，胎盘或者是母体血管发生病变，可能是造成高血压发生过程当中一个重要的原因，所以定期产检，让医生能早期诊断出高血压，并能及时控制血压、防止痉挛，是准妈妈们最需要注意的事情。怀孕合并高血压的情况，可分成以下两大类：

怀孕合并高血压临床分类

a. 怀孕中期后才出现高血压。这是因为怀孕中期后，身体血液循环负担增加，孕妇无法适度调节而产生血管痉挛，造成孕妇血压异常升高。在临床上又分为3类：①暂时性高血压：单纯的血压升高，没有合并蛋白尿，通常在生产后6周内，血压就能回复正常。②子痫前症：除了高血压外，还合并有蛋白尿，也就是俗称的"妊娠毒血症"。③子痫症：除了子痫前症的症状外，还会发生全身痉挛现象。

b. 慢性高血压。怀孕之前就有高血压，或者高血压出现在怀孕20周之前；或者怀孕中期后才出现高血压，但是高血压的情况在产后仍然持续存在着，我们称之为慢性高血压。

　　无论是怀孕才出现高血压，或者是慢性高血压，孕妇发生子痫前症甚至是子痫症，以及胎儿出现生长迟缓的机会都会增加。

（2）子痫前症，最可怕的杀手。

　　怀孕中期后才出现高血压，而且合并有尿蛋白现象时，就称为"子痫前症"。准妈妈在每次产检时都会验小便，如果你用验小便的试纸，发现呈现阳性有尿蛋白且合并有血压偏高的现象，我们就诊断为有子痫前症。

　　许多研究显示，单利用试纸验小便的方式，常常有所谓"伪阴性"的结果；换句话说，验出来没有尿蛋白，但是事实上小便却存在有尿蛋白现象。所以当妇产科医生高度怀疑准妈妈有子痫前症情况时，会要求准妈妈将小便送去化验，检测尿液中蛋白的含量，当尿液中蛋白的含量超过300mg，就进一步确定患有子痫前症。以往认为高血压是造成子痫前症的主要关键，但是近年来的研究显示，反而是高血压是子痫前症的一个症状表现。

　　发生子痫前症的详细原因目前仍不清楚，但是被认为是胎盘以及妈妈全身性血管内壁细胞发生病变所造成的可能性最大。由于妈妈全身内壁细胞发生病变，所以子痫前症的准妈妈常常会有全身性的症状发生。严重的话可能会有血压太高，造成脑血管破裂，栓塞的风险。

　　在眼睛的部分，可能由于视神经的水肿现象，甚至造成视野缺损、视网膜破裂；在肺脏的部分，可能出现肺水肿以及呼吸困难的现象；在肝脏的部分，可能造成肝脏的血肿块甚至肝脏破裂危险；在肾脏的部分，由于肾脏的内壁细胞受损，所以造成尿量变少，有时候会有肾衰竭的表现；至于在全身血液系统方面，可能会有血小板变少以及血液浓稠情况，妈妈常常会全身性水肿，以及胎儿会出现生长迟缓现象。所以对子痫前症，大家不得不小心。

往往因为妈妈合并有子痫前症的状况过于严重，医生不得不决定提早分娩下来，因为子痫前症最有效的治疗方法，就是把胎儿及胎盘分娩出来，这样就可以改变妈妈的症状。

根据统计，在造成早产的报告里面，将近有15%是因为妈妈有严重性的子痫前症，而不得不提早将胎儿分娩出来，造成所谓的早产现象。所以子痫前症对于我们妇产科来讲是一个非常重要的议题。

医 生 叮 咛 你

你是子痫前症的高危人群吗?

子痫前症的高危人群有:

1. 初产妇。
2. 年纪比较大的孕妇: 一般是指35岁以上。
3. 前一胎有子痫前症或有家族史的孕妇。
4. 孕妇本身是多胞胎或是合并有多胞胎现象。
5. 孕妇本身怀孕前就有高血压、糖尿病、肾脏病变或是血管疾病。

（3）高危人群的生活注意事项。

如果你是高危人群的准妈妈，孕期务必定期测量血压并按时产检，以尽早发现异常现象。如有必要，医生会建议你住院做进一步检查。当然生活中有几点可以作改善:

1）天天测量体重。注意体重的变化，以尽早知道是否有过度水肿的现象。

2）时时量血压。当血压有异常升高，尤其收缩压超过160mmHg、舒张压超过110mmHg，要尽快到医院就诊。

3）卧床休息。要有充分的睡眠与休息。卧床休息时可采取左侧卧姿势，以增加胎盘血液循环，这是加速宝宝生长最有效的方法。

4）补充钙质。研究显示对高风险会发生子痫前症的准妈妈加以补充钙质，可以降低发生子痫前症的风险。所以可以多食用含钙量高的豆类制品，或是绿叶蔬菜如橄榄菜或是咸菜，吃肉时最好连软骨一起食用，煮排骨或其他带骨肉类时，可添加些许醋，有利于将骨骼中的钙质释出。

建议这些高风险之准妈妈可以每天服用钙片，提高钙质，降低罹患子痫前症的风险。至于其他饮食上，例如:摄取充分蛋白质或者低盐低钠饮食，虽然目前并没有足够的实证医学证据指出这样会有帮助，但是本来在怀孕期间，就应摄取充分的蛋白质帮助胎儿生长，以及不要食用过多的钠，以防血压偏高的风险。

5）多休息。由于子痫前症的妈妈全身性血管内壁细胞受损，血管容易收缩，所以多半不建议做运动，反而应该多作休息，当然也不可以喝酒和抽烟。

6）保持大便顺畅，预防便秘发生或加重。

7）保持心情愉快。情绪不要过于激动或起伏太大，以免影响血压。

（4）子痫前症的治疗。

一般来讲，除非妈妈的收缩压超过155mmHg、舒张压超过105mmHg，否则医生多半只会仔细监测妈妈及胎儿状况，建议妈妈尽量休息。主要原因是高血压是子痫前症的症状，而高血压往往是因为身体的血管内壁细胞受损，所产生的一种代偿的作用。身体为了增加到胎盘的血流，而使得血压开始偏高，就好比胎盘是自来水末端用户，当末端用户水量不够时，自来水公司的水塔就好比身体的心脏一样，必须提高水压，以让末端用户有足够的用水量。所以高血压是身体的一种代偿作用，如果太早服用降血压药物，反而会减少胎盘的血流，造成出生胎儿体重过轻的现象。如果收缩压超过155mmHg、舒张压超过105mmHg，多半会开始给予口服的降血压药物，当然目前并没有足够的医学证据显示，最恰当开始治疗的血压数值，但是这是一般常用的标准。

如果准妈妈出现以下几种症状，将归类为严重性子痫前症：①头痛。②视野模糊、缺损。③呼吸急促。④肺积水。⑤上腹部、右上腹部疼痛。⑥尿量减少。⑦胎儿生长迟滞。⑧明显血小板减少。

妇产科医生通常会要求住院作进一步的检查，包括：抽血、超声波检查，来评估准妈妈剖宫生产的状态，希望选择一个最适当的时间点，让胎儿分娩出来能够母子均安。

2. 怀孕与生产可能出现的并发症之2：妊娠糖尿病

怀孕期间合并有糖尿病的情况，90%以上是属于妊娠糖尿病，只有少数是在怀孕之前，就已经罹患有糖尿病。什么是妊娠糖尿病？凡是在怀孕期间被诊断有葡萄糖耐受不良情形〈也就是血糖异常升高〉，就称为妊娠糖尿病。根据台北长庚纪念医院妇产科的统计，妊娠糖尿病的发生率大约在6.5%，是怀孕期间最常见的代谢性疾病。

妊娠糖尿病若在怀孕期没有控制好，孕妇有比较高的机会会因为胎儿过大而造成肩难产或是接受剖宫生产。准妈妈也容易出现妊娠高血压或子痫前症；此外，一半以上的妊娠糖尿病孕妇，在往后的日子里会发生糖尿病。另一方面，妊娠糖尿病孕妇的宝宝，容易因胎儿过大在生产时发生锁骨骨折、臂神经丛损伤，以及出生后容易有新生儿低血糖、低血钙和黄疸等状况。研究报告甚至指出，这类宝宝长大以后容易肥胖，并且有较高的风险会罹患糖尿病。

（1）孕期的生理变化，易引发高血糖。

怀孕期间，胎盘会分泌一些激素，尤其是人类胎盘泌乳素（HPL）和黄体素来拮抗胰岛素的作用使血糖升高，以供胎儿生长和母体代谢上的需求。大多数孕妇身体都能够适时调节反应，产生更多的胰岛素来维持正常的血糖浓度，这个现象在妊娠后半期更加显著。如果准妈妈身体无法适应这种变化，体内胰岛素制造量不够或是身体细胞对胰岛素的反应比较不灵敏，妊娠糖尿病就会悄悄地发生，使得准妈妈经常处于高血糖的状态。大多数妊娠糖尿病的孕妇在生产完后，血糖就会慢慢恢复正常。

（2）你是妊娠糖尿病的高危人群吗。

妊娠糖尿病通常没有明显的症状，绝大多数是经由葡萄糖耐受试验被诊断出来。尽管如此，还是有迹可循。像高龄产妇、家族成员有糖尿病史，曾有胎儿先天畸形、胎死腹中、妊娠毒血症、巨婴、生产损伤等不良产史，以及重复出现尿糖、肥胖、怀疑胎儿成长超大或羊水过多的孕妇，都是妊娠性糖尿病的高危人群。

一般在怀孕24~28周时，会进行妊娠糖尿病的筛检。方法是：不必空腹，先喝50g葡萄糖水，过1小时后抽血，如果血糖超过140 mg/dL，则需要安排进一步的"100g葡萄糖耐受试验"。"100 g葡萄糖耐受试验"就必须先要空腹禁食8小时以上，然后先抽一次血，再喝100g葡萄糖水，喝下后1、2、3小时各再抽1次血。4次血糖数值中若有两次或两次以上大于或等于下列标准，就判断为患妊娠糖尿病。

由于现在血糖检验方法越来越精准，美国糖尿病协会（American Diabetes Association）甚至建议将上述的标准再订得严格一些，分别是：95 mg/dL 、180 mg/dL 、155 mg/dL 和140 mg/dL 。

妊娠糖尿病的抽血检测评估

空腹	血糖值： 105mg / dL
1小时	血糖值： 190mg / dL
2小时	血糖值： 165mg / dL
3小时	血糖值： 145mg / dL

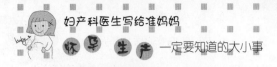

医生叮咛你

均衡的饮食和规律运动

患有妊娠糖尿病的准妈妈，将来得到糖尿病的机会比一般人高，所以产后不但要定期检查血糖，也要调整日常生活和饮食的习惯，有规律地运动，可以预防糖尿病的发生。

（3）妊娠糖尿病的处理与治疗。

妊娠糖尿病虽然风险不小，不过随着医学的进步，准妈妈只要能好好和医生配合，大多可以安全地生下宝宝。一般来说，如果准妈妈血糖控制良好，按时接受产前检查，并且未发生其他内科或产科的并发症时，医生会建议尽量等到足月，自然产痛发生时再生产。

给妊娠糖尿病准妈妈的5大饮食建议

妊娠糖尿病准妈妈并不是什么都不能吃，只要控制好方法和用量，还是可以跟正常人一样饮食！

方式	理由
少量多餐，注意质与量的分配	1. 妊娠糖尿病的准妈妈和一般怀孕准妈妈一样，热量、蛋白质、钙质、铁质、叶酸、B族维生素等营养都不可少 2. 餐次上需特别注意，在总热量不变的情况下，最好少量多餐，并注意质与量之分配，这样就可使血糖平稳
水果要限量	任何一种水果都可以吃，但要限量，并尽量不要选用果汁，因为1杯橙汁，就有3~4个橙的量
淀粉要限量	米饭也可以加糙米、胚芽米、燕麦片等，甚至以此来取代米饭，以控制淀粉的摄取量
多摄取纤维素	纤维素较多的食物可延缓血糖上升，有利血糖控制，也比较有饱足感，可以多摄取
改变烹调方法	如炸鸡改成烤鸡或白斩鸡（去皮）、煎猪排改成卤猪排或白切肉、炸豆腐改成凉拌豆腐等，控制油脂摄取

饮食控制是治疗妊娠糖尿病的首选方法。经由营养师的饮食卫生教育与营养咨询，在不影响胎儿生长的情况下控制热量摄取，尤其淀粉和油脂的摄取须予以降低，纤维素的摄取要增加。此外，如果没有不能运动的禁忌，适量运动对血糖的控制也有帮助。目标是希望把空腹血糖值控制在105 mg/dL以下、餐后1小时血糖值在155 mg/dL以下、餐后2小时血糖值在130mg/dL以下。只要经过

饮食控制及适量运动，大多数孕妇能达到理想范围，但也有少数妊娠糖尿病的准妈妈，即使透过饮食与运动还是无法有效控制血糖，这时就必须注射胰岛素才行。

3. 怀孕与生产可能出现的并发症之3：孕期忧郁症

在开始介绍孕期忧郁症的时候，我先跟各位分享一个最近发生的病例！我有一位怀孕患者，她是上班族，生活、工作都很顺利愉快，但是却在生产后短短2个星期，心情沮丧到整个人完全变了样。她回到门诊伤心地向医生哭诉，因为她不仅无法带小孩、无法胜任母亲的角色，而且许多事都无法照自己的想法去做，除了整个生活形态完全被打乱以外，听到孩子的哭闹声就觉得很烦，不想去抱他、安抚他；连带感到自己的人生很没意义，不知道汲汲营营的生活之下，到底是为了什么？

其实透过这个例子，我想要告诉各位的，这就是非常典型的孕期忧郁症！妇女朋友在怀孕后，心理和生理上往往都会有明显且强烈的变化。在经历怀孕短暂的喜悦后，随着身体倦怠、孕吐的出现，容易让孕妇性情变得焦躁不安。而怀孕中、后期，因为胎儿生长速度加快，水肿、腰酸背痛甚至子宫不规则收缩等身体状况同样也会反映在情绪上，导致孕妇情绪起伏不定。此外，压力更是不容忽视的一个问题，因为激素的改变会让孕妇变得更为敏感、多疑，所以即使轻微的早期出血，都会让她们生活顿时陷入愁云惨雾之中！从怀孕初期担心流产，中、后期担心宝宝畸形、开始恐惧分娩时的疼痛，甚至是烦恼生产时医生会缺席等等突发状况。总之，每个阶段都有来自于自己和周围环境给予孕妇的压力，这时如果不能适当缓解，以为一时的情绪没什么，届时一旦引发孕期忧郁症，后果将更加难以处理。

（1）哪些孕妇的情绪反应最明显。

虽然孕期身体的不适以及心理变化都难以避免，但还是有些孕妇的情绪起伏会较一般孕妇更为明显。比方说，初产妇或高龄产妇的压力较大，情绪上就容易有明显的起伏；20岁以下的小妈妈则是容易感到手足无措，心情也不稳定。有过不愉快的怀孕经验，例如发生过妊娠并发症、生产过程发生紧急状况或胎儿出过问题的准妈妈，当自己再度怀孕时，就特别容易有情绪上的困扰；个性上属于完美主义的准妈妈，也可能因为对自己的高标准要求，反而让自己承受比一般人更多的压力……

哪些孕妇的情绪容易特别不稳定？一般普遍发生在都会区的晚婚、晚生育的妇女身上，因为她们有较高的教育程度，对胎儿的期待很高，也会影响孕期的情绪反应；如果先生是长子或独子，孕妇也容易有较大的压力。即便没有上述这些问题，孕妇也可能因为某些外在因素而影响到怀孕心情，例如家庭经济不佳的妇女，怀孕期间的压力就更大。而许多上班族女性的薪水是家庭中经济的重要来源，一旦怀孕，收入就显格外重要，种种这些无形的压力，都是可能影响怀孕情绪的原因。

（2）孕妇情绪失控，其实有原因。

罹患有孕期忧郁的妇女朋友绝大多数属于情绪失调问题，若怀孕前就有忧郁症者，怀孕后发生忧郁的机会会比一般人高；一旦产前发生忧郁，产后再复发的概率也比较大。不过整体而言，产后忧郁症的比率会比产前忧郁症高出许多。至于为何孕产妇特别容易引发忧郁症？主要原因包括有：

1）生理变化太大，精神状况容易失衡、崩解。怀孕后孕妇体内甲状腺素、肾上腺素、脑下腺激素等会明显增加，使身体的基本代谢率、营养摄取和活力随之增强，以应付胎儿成长所需。但是在生产后，这些激素以及与生产有关的雌激素和黄体素快速下降，使得妇女难以调适，忧郁与焦虑等情绪便因此产生。更何况这些激素与大脑中枢内许多精神情绪功能相关的神经传导物质，包括多巴胺、血清素和去甲肾上腺素等都有广泛的相互调控作用，所以精神状况容易失衡，甚至崩解。

2）性格上的差异，导致压力无处宣泄。压力的调控会因人而异，有些人包容性大，可承受身体的变化，并以正面方式处理；相反的，当孕妇无法适应身体的变化时，刚怀孕时的正面想法会逐渐变为负面。此外，已有各类神经质或其他精神病倾向体质者，在经历怀孕生子的过程时，较一般人更容易出现忧郁精神病症。

3）心理建设不足，导致产后忧郁发生。女人在怀孕期间散发出的美，往往在生产后消失殆尽，产后体态变了样，皮肤也变差，外表已不如往昔，而这些变化在孩子已经出生，自己不再是孕妇后仍会存在，使得产妇一时无法适应这样的转变，以致想否认这一切，造成自我角色认同的模糊。尤其对性格形态原本就较不成熟、容易自怜自艾、以自我为中心且缺乏独立性者特别会出现。

4）支持体系不健全，引发负面性格出现。孕妇通常是被疼惜、捧在手心的，一旦生产后，不仅先生的关注不如怀孕时，在照顾宝宝的过程中，更可能因长辈给予的压力以及没有家人协助等支持体系的欠缺，引起负面性格的出现，而导致产后忧郁的发生。

（3）妈妈忧郁，宝宝一同受影响。

一般说来，大约有一半的孕产妇会出现短暂的情绪失调，如心情低落、情绪起伏不定，并且常伴随有疲倦、睡眠障碍，对自己怀孕角色产生焦虑感以及记忆力减退、注意力不集中等，而不同的文化背景，可能表现出不同的症状与严重程度。情绪失调属于精神上的问题，产前、产后都可能发生，发作时间短暂，通常在1~2周内便可恢复，这时家人适时给予精神上的支持与关注，便是最好的治疗方法。

其中约有10％的孕妇会出现更严重的症状，甚至已经达到属于忧郁症的程度，至于常会出现的生理反应，包括忧郁、失眠、莫名的哭泣、身心疲惫、自卑、无法控制情绪、容易自责、食欲反常、性欲降低等，这些症状会干扰到日常生活的机能，并持续较长时间，有4~6周以上。

孕期忧郁症当中只有极少数的孕妇会演变成情绪不稳、冲动易怒、忧郁、头痛等症状，比例大概是0.1％；而病情严重者更可能会在怀孕后期出现混乱、多疑、躁动、思路不连贯、情感表达不协调、行为怪异或拒绝进食等状况，最糟的状况是可能有被害妄想以及幻听、幻觉等症状，例如幻想胎死腹中或怀了畸形儿或自己正在遭受迫害，甚至有自我伤害或是在产后伤害孩子等可怕行为出现。

忧郁的情绪不但会影响妈妈的心情，对胎儿的成长也会有负面的影响。研究报告指出，压力容易导致母体肾上腺素分泌，进而造成血管收缩，影响胎盘

医 生 叮 咛 你

准爸爸如何安抚准妈妈的情绪?

怀孕期间的惶恐与不安是难免的，此时不仅准妈妈必须学习做好心情的调适，准爸爸也应该多体贴、多陪伴，才能帮助太太完成伟大的任务。因此，认识妻子在孕期中可能出现不正常的情绪反应绝对是必需的，准爸爸该知道如何应付。

1. 过度焦虑：如亲朋好友给予不同意见或太多信息，都会让孕妇产生焦虑感。

2. 脾气暴躁：孕妇心里预期的主角角色，往往随着家人将焦点转移在胎儿身上，而有些许的失落感，孕妇因此显得脾气暴躁，容易要性子，尤其年轻孕妇在这方面似乎特别的敏感。

3. 容易流泪：当压力超过可承受的限度时，孕妇很容易哭泣掉泪，特别是如果曾有不正常或不愉快的怀孕、生产经验，再度怀孕时便会给自己更大的压力，若加上周遭众多的意见，压力之大可想而知。

4. 反复提问同一个问题：孕妇因过度缺乏自信，容易在产检时针对某些问题如：什么要多吃？什么食物要避免？怎么补会比较好等等不断地重复发问。

5. 记忆力衰退：大部分孕妇会抱怨怀孕使他们记忆力变差，类似这样的困扰可能和情绪不稳有关。其实在动物实验上的研究显示，记忆力并不会因怀孕或生产而衰退，反而怀孕会让妈妈变得更聪明。

血流，阻碍胎儿发育、促使胎儿早产、体重偏低。而产后妈妈情绪低落，更会降低宝宝的照顾品质，使自己与宝宝之间的亲子互动变差，对孩子未来的智力发展都有一定的阻碍。

知识便利贴

上班族妈妈更要注意舒压！

根据台北长庚纪念医院妇产科的分析，怀孕后仍继续上班的孕妇，发生子痫前症、前置胎盘、胎盘早期剥离的危险性比不上班的孕妇多出2~4 倍，推论应与工作压力有很大关系。

因此我在建议并提醒上班族的准妈妈们更应注意舒压，同时请先生与家人给予更多的体谅和关心，才能帮助准妈妈有能力适应在怀孕与工作双重压力下的生活。

（4）为准妈妈舒压，家人一起来。

如何让孕妇保持好情绪，度过漫长的怀胎十月？首先另一半与家人一定要负起责任，尤其是先生在这段时间应给太太更多的体谅与关怀。

当孕妇身体出现明显变化，如初期的倦怠、害喜呕吐、食欲变差时，需要的是被理解、被鼓励，而不是一味地责怪。准妈妈在碰到生理方面的不适时，若有先生适时的帮忙，往往就会有不错的缓解效果。例如简单的按摩就可以减轻腰酸背痛，而每天拨出时间陪太太散步聊天，更能够让浪漫的气氛成为孕妇调整心情的最佳药方。

其次是多观察孕妇的情绪变化。怀孕妇女比较敏感，也很在意亲人对她的重视，因此，先生和家人要尽量表现出对孕妇的重视，让她觉得自己才是主角。当全家人把目光集中在肚子里的宝宝的同时，也要肯定孕妇的辛劳，不仅能让她们不再吃醋，更可避免因钻牛角尖而感伤自己只是个"怀孕工具"。

孕妇在乎的往往是感受问题，尤其怀孕后期对生产有强烈的不确定感，心情随着预产期接近而越不安，此时先生若能尽量避免出差或出国，多一些时间的守候，家中长辈也给予适当的关心，避免过度的关爱以及比较式的对话，相信对排除怀孕后期的心理压力有很大的助益。进入待产阶段，先生的陪伴更显重要，此时产妇因不适而引发的情绪反应，往往能在先生的包容、打气和加油下一一排除，让整个生产过程更为顺利。

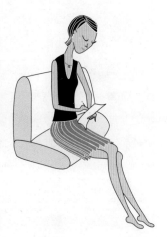

事实上，孕妇的忧郁在经过家人的关心与体谅后，多数均能痊愈。只有极少数情况严重、需接受精神科医

生治疗，甚至得服用抗忧郁症药物或接受心理咨询。尽管如此，我还是觉得家人的体谅往往胜过其他治疗。因此，面对孕期忧郁，我建议一定要找出问题，从根本上解决，并多给孕妇关心和鼓励，才是最根本的治疗原则。

4. 怀孕与生产可能出现的并发症之4：地中海型贫血

说到遗传性的贫血，在台湾地区则以地中海型贫血——尤其是甲型地中海型贫血最为常见，如夫妻二人皆为患者，有可能导致胎儿水肿及胎死腹中，也可能生下一辈子要输血过日的小孩。

地中海型贫血又称为海洋性贫血，是一种自体隐性遗传的血液疾病，可分为甲型（α型）和乙型（β型）两种，前者多见于中国南方和东南亚地区，后者则多见于地中海地区。根据医学研究统计，台湾地区约有3.5％的人带有地中海贫血基因！

血红素分子是由4条血红蛋白链所结合而成，正常状况下由2条α类血红蛋白链和2条β类血红蛋白链组成。制造β类血红蛋白质的基因，位于人体细胞的第16对染色体之短臂上，制造β类血红蛋白链的基因，则位于人体细胞的第11对染色体之短臂上。每一个细胞内有4个α基因，其中2个来自父亲，2个来自母亲；有2个β基因，其中一个来自父亲，2个来自母亲。任何一个α基因或β基因出了问题，便形成α型（甲型）或β型（乙型）的地中海型贫血了。

事实上，甲型地中海型贫血是台湾地区极重要的遗传病之一，因为每100人就有3.5人是带着隐性基因的，这些人以一般的检验贫血方法，测血红素（Hb）和血比容（Hct），未必全出现异常，可能偏低很多，也可能只低一点点，甚至可能完全正常，唯有测定平均血球容积（MCV），才能找出可能有问题的人出来。如MCV低于80，则进一步检查血中的铁质、血液电泳分析等，即可断定有否患有地中海型贫血。

（1）地中海型贫血的临床表现。

甲型地中海型贫血就如前面所描述的情况，在台湾地区2 300万人之中，就大约有90万人罹患此症，而其中又可细分为以下4种类型！

其实罹患血红素H症的胎儿，一般在妈妈的子宫内并不会出现异常的发育现象，不过在华人社会当中，的确也曾出现少数胎儿在怀孕末期有水肿的现象。至于4个α基因都缺失的胎儿，一般会在子宫内有严重的溶血、贫血、组织缺氧，为了代偿关系，肝脏的送血功能非常旺盛，因而肝脏肿大、肝功能不良，血蛋白降低、心脏衰竭，而多在28周以后，开始出现全身水肿。这种胎儿

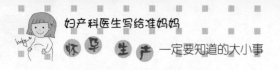

因为不能够制造 α 血红蛋白链，会形成异常的 γ_4 异常血红素，因这种血红素叫"巴氏血红素"（Hb Barts），因此这种水肿又称"巴氏水肿"；这种胎儿不是在妊娠末期死亡，即是在出生后不久，即因肺部发育不良及贫血缺氧而死。

至于乙型（β 型）地中海型贫血，估计台湾地区约有1% 的人，亦即约20万人是带有隐性基因的人。由于 β 血红蛋白链在胎儿时期所占的比率不大，因此有问题的胎儿即使出生时跟一般正常小孩一样，看不出异样，但因渐进性贫血，3~6 个月大时，会因活动力差、食欲不振才受到父母亲的注意。这些患者需要长期输血或骨髓移植，长期输血容易发生感染和铁质沉积，进而器官功能衰竭，病童多在十多岁时即死亡。至于要做骨髓移植，则因为不易找到合适的捐赠者，加上花费昂贵，且容易产生排斥反应，所以也不是上上之策。

地中海型贫血的类别

项目	症状
1个 α 基因缺失或丧失功能	一般没有任何症状，惟MCV 会在正常的下限
2 个 α 基因缺失或丧失功能	临床上也没有明显症状，但血液检查可见Hb、MCV、MCH（平均血球血红素）都偏低
3 个 α 基因有缺失或丧失	这些人贫血较严重，过剩的 β 血红蛋白链全形成B4的异常血红素H，因此又称为血红素H症，这些患者有些需要输血，有些不需输血，有不少差异存在
4 个 α 基因都缺失	因完全无法制造 α 血红蛋白链，在子宫内即会发生严重溶血

（2）地中海型贫血的诊断及注意事项。

如果夫妻只有一方带有地中海型贫血基因，则胎儿不会发生严重或致命性的问题；如果双方都是带因者，则有1/4 的机会生下严重贫血而致命的小孩，1 / 2 的机会生下和父母一样轻度的基因者，另外还有1 / 4 的机会生下正常小孩。

因此如果产前发现MCV 严重偏低，即进一步检查孕妇是否真为带因者，是的话丈夫即应检查MCV ，假如已偏低，则同样进一步检查。万一夫妻皆为带因者，宜在怀孕10 周左右，抽取绒毛膜，做基因分析。如已超过20 周妊娠，则可抽脐带血分析基因。万一发现胎儿得到双方的不良遗传，可立即终止妊娠，再接再厉、重新怀孕。

医生叮咛你

地中海型贫血患者，不宜刻意补铁！

　　和缺铁性贫血不同，地中海型贫血的准妈妈不宜刻意补充铁质，因为过量的铁质容易造成身体上的负担与伤害，但应充分摄取和红细胞制造有关的叶酸。此外也应注意维生素E 的充分摄取，因为胎儿若是缺乏维生素E，将会更容易造成地中海型贫血患者血球破裂进而造成溶血。而像是地瓜、豆制品、红萝卜、蛋类、谷类、植物油、绿色蔬菜等食物，都是极佳的维生素E 来源。

5．怀孕与生产可能出现的并发症之5：过期妊娠

　　在早期产检的时候，妇产科医生会就你怀孕之前的月经周期、规则性或者借助早期妊娠超声波的检查，来告诉你正确的预产期。超过预产期一定的时间后仍然还未生产者，属于过期妊娠。一般多以两周为限，也就是要超过294天或42 周以上，根据统计，超过42周的过期妊娠，它的发生率占所有怀孕的10% 左右。

　　过期妊娠会有怎么样的病理变化呢？过期妊娠明显地会增加宝宝周产期的死亡率及罹病率。主要原因是：

（1）羊水过少造成子宫内胎儿窘迫。

　　在过期妊娠中，羊水会呈现显著减少的现象。①因羊水减少，脐带容易受到压迫，胎儿心搏率呈现不定型减速，可能会有缺氧的状况发生。②如果胎儿在子宫内已经解了胎便，在羊水量正常的时候，羊水有稀释胎便的功用。但是如果羊水量过少，胎便就会变得浓厚黏稠，在生产的过程中，甚至在产前宝宝容易吸入胎便而引起胎便吸入症候群，影响呼吸功能，甚至造成新生儿死亡。③羊水过少的孕妇，容易因胎儿窘迫而接受剖宫产，因手术或麻醉所带来的危险性也就提高许多。

（2）虽然是过期妊娠，但是胎盘功能正常，胎儿持续生长，造成胎儿过大。

过大的胎儿在经阴道生产的时候，容易造成产道严重裂伤或胎儿肩部难产，而增加剖宫生产的机会。

（3）**胎盘钙化、功能减退，出现胎儿成熟不良的现象。**

约有20%的这一类宝宝往往需要进一步的照护。

1）非加压试验。当出现过期妊娠时，医生会做一系列检查来评估你及胎儿的状况，包括：利用胎心监测器来侦测胎动发生时合并胎儿心跳加速的现象。如果在20分钟的检查时间内，出现两次或两次以上的胎动合并有胎儿心跳加速的现象，而且这种心跳加速的幅度比胎儿原先基准线心搏率至少每分钟多15下，持续15秒以上的话，这样的检查结果，称为"有反应"，代表胎儿状况及胎盘功能良好。

2）超声波检查。过期妊娠的超声波检查，有几点需要特别注意。①"生物理学测试计分法"（包含5个项目的检查）：非加压试验、胎动、胎儿呼吸运动、胎儿伸屈力及羊水量。每项检查结果正常的话，各给2分；不正常的话，则给0分。"生物理学测试计分法"如果总分数在8分以上的话，表示可以继续怀孕下去。如果发现有羊水过少的现象，就必须考虑引产了。至于总分在4~6分的人，须在24小时之内重复检查1次，假使结果仍然没有改善或者总分低于2分者，都必须立即终止妊娠。②测量胎儿大小：看看胎儿生长情况，是不是太大或出现生长迟滞的现象。③胎盘钙化程度：如果超声波发现胎盘已经有重度钙化，并且合并有羊水过少的话，就表示胎盘的功能已经不好了。

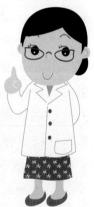

3）内诊。有经验的产科医生，可经由内诊来评估子宫颈成熟度。

至于什么时候该引产催生？简单地说，如果经由前述产前检查发现有胎儿窘迫或胎盘功能不良时，就会建议引产来终止妊娠。经超声波测量发现胎儿过大或内诊时子宫颈已经相当柔软者，可以考虑开始催生。如果子宫颈成熟度不佳，但胎儿和胎盘功能状况还不错的话，则只好再等待一段时日了。

6. 怀孕与生产可能出现的并发症之6：婴儿脐带绕颈

脐带是连接胎儿及胎盘之间的带状构造，包含两条脐动脉及一条脐静脉，外面有果冻状的结缔组织包埋起来。脐带的直径平均为1.5cm、长度平均为60cm左右，每个人的差异性很大，临床上从30~80cm都非常常见。

脐带太长容易发生打结或者是脐带绕颈、绕手，或绕脚的现象，以及有脐带脱垂的危险性。脐带太短常常合并胎儿活动力较差或者当胎儿的神经肌肉系统有缺陷的时候，往往脐带的长度也会比较短。除了太长、太短之外，脐带本身也呈现一个扭转的现象，当这个扭转就像麻花卷一样，如果扭的太密，常常会合并胎儿缺氧、胎儿酸血症，生长迟滞，以及染色体异常这些情况。

许多准妈妈都非常担心宝宝是否有脐带绕到脖子的情况，因为她们常常听说有人忽然间在怀孕的末期发现胎儿胎死腹中，原来是宝宝脐带绕到脖子，把宝宝给勒得太紧，造成缺氧的现象。据闻，周润发的太太在怀孕38周左右的时候，有一天忽然发现胎死腹中，宝宝生下来发现竟然就是脐带绕到脖子所造成的胎儿死亡。所以国人对脐带绕颈常常存在着恐惧的感觉。

脐带绕颈这种情况的发生率到底有多高呢？根据国外的报告，在足月生产的时候，统计上有10%~35%的宝宝都可以看到有脐带绕到脖子的现象。台北长庚纪念医院妇产科所做的统计发现脐带绕到脖子的现象在16%左右。脐带绕到脖子宝宝的状况真的比较差吗？事实并不如此，研究统计结果发现，有脐带绕颈的宝宝除了出生之后第一分钟的哭声比较弱，活动力比较差之外，其余的状况跟没有脐带绕到脖子的宝宝比较起来都没有差别，原因主要在于大部分的脐带绕颈都只是轻轻缠绕在脖子上，而不是真正把宝宝的脖子勒紧。换句话说，目前医疗上的处理，并不因为在产前如果经由超声波看到有脐带绕到脖子就非要做剖宫生产，因为绝大多数的宝宝出生之后的状况，跟没有脐带绕颈的宝宝一模一样。

如果在产前超声波检查发现有脐带绕颈的现象，我们会告知孕妇宝宝有这个情况，请她多注意宝宝的胎动，万一发现有胎动明显减少的话，尽快到医院做进一步检查，如果能够顺利等到足月自动诱发产痛，在待产的过程当中，我们也会小心地，仔细地评估胎心音监测状况，如果有出现胎心音变化，显示胎儿窘迫的话，就立刻实施剖宫生产，把宝宝分娩出来。

事实上，脐带绕颈的现象没有办法预防。做超声波检查的时候，没有看到脐带绕颈也不表示日后宝宝不会发生脐带绕颈的现象，所以准妈妈们不需要太过于担心脐带绕颈会不会对宝宝造成伤害，能够做的就是多注意宝宝的胎动，同时，我们医护人员在待产的时候也会特别仔细地监测宝宝的状况，避免胎儿窘迫现象的发生。

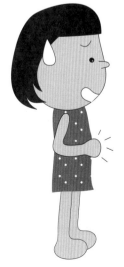

7. 怀孕与生产可能出现的并发症之7：羊水过多或过少

（1）羊水的组成与调整。

在怀孕早期，羊水的组成主要是来自于母亲的血浆渗透液以及胎儿皮肤所渗透出来的液体所构成。从怀孕的中期以后，羊水大部分是由胎儿的尿液以及部分胎儿的肺的分泌物跟胎盘的分泌物所构成。胎儿会不断地制造羊水，但在此同时，也会不断地将羊水吞咽下去，吞咽之后的羊水就经由肠胃道的吸收再借由脐带到胎盘，由母体把它代谢出去，这过程是维持一个动态平衡，维持一个稳定的羊水的量。子宫内羊水的量随着怀孕周数的增加，慢慢增加，一般来说在怀孕12周左右可以达50mL，在20周左右可以有400mL，在接近足月的时候可能有1 000mL左右。

（2）羊水的功用。

1）羊水可以提供保护的作用。

2）可以让胎儿自由地在子宫内活动，而促进胎儿肌肉骨骼系统的发育。

3）提供空间让胎儿生长，呈现对称性的生长。

4）维持胎儿体温。

5）羊膜本身会形成一个屏障，防止细菌感染的发生。

6）羊水本身也会刺激胎儿的肺以及肠胃道的发育跟分化。

（3）羊水量的测量。

1）测量羊水的方法主要是借由超声波来测量，最常测量的方法称之为羊水指数（AFI），测量方法是以妈妈的肚脐为测量中心，分成4个象限，以超声波分别测4个象限里面所能够量到最大最深羊水腔的深度，把4个象限相加，得到的数字称为羊水指数。一般的羊水指数是介于8~20cm，如果超过24cm以上，称为羊水过多；小于5cm以下，称为羊水过少；如果是介于20~24cm是相对的多；介于5~8 cm，则是相对的少，大多数的医生会特别的注意。

2）除了测量4个象限来得到一个羊水指数的方法之外，有的学者偏好使用测量子宫腔里面单一最深羊水腔的深度来作为羊水量多寡的评估。如果单一最深羊水腔的深度超过8cm以上，就称为羊水过多；小于2cm以下称为羊水过少。这两个方法各有不同的敏感度与准确度，也都广泛被临床医生所使用。

（4）羊水过多。

羊水过多的发生率在1%左右，羊水过多的妈妈比较容易合并有早发破水、早产、胎盘早期剥离、胎位不正以及产后大出血等并发症。为什么会发生羊水过多的现象？很遗憾的有将近50%找不出任何原因，在找得到的原因里面，有20%是由于胎儿的胃肠道有先天畸形的现象。

还记得先前提过，胎儿是利用吞咽的动作、胃肠道的吸收来调节羊水量的多寡。所以当胎儿的胃肠道有先天畸形，例如有食道闭锁、十二指肠闭锁或者是食道与气管之间形成瘘管等等这些问题的话，造成吞咽上的困难，所以造成羊水过多。还有一个常见的理由是有5%左右的妈妈是由于有妊娠糖尿病的情况，而妊娠糖尿病的妈妈也常合并有羊水过多的现象。至于其他少见的原因则包括一些感染，像弓形虫、德国麻疹等等。

临床上当我们怀疑有羊水过多的时候该怎么办？首先医生会安排一系列的超声波检查，特别着重在胎儿胃肠道畸形的一个检查，看看是否有之前提到胃肠道的畸形现象，而妨碍胎儿吞咽；再其次，建议对母体进行糖尿病的筛检，看母亲是否存在有妊娠糖尿病，如果羊水量多到会使得妈妈呼吸困难的话，会考虑抽取一些羊水出来，来缓解妈妈呼吸不顺的症状。接下来的照顾会根据超声波检查的结果，妊娠糖尿病的筛检结果小心进行照顾，在此同时，小心前面所提过的并发症，比如早发破水、早产、胎盘早期剥离、胎位不正和产后大出血等，这些状况要小心处理，以维持妈妈跟宝宝的安全。

（5）羊水过少。

羊水过少的发生率在0.9%左右，严重的羊水过少常合并有严重的并发症，包括：

1）因为胎儿有严重畸形或胎盘早期剥离而发生胎死腹中，或是有新生儿死亡的现象。

2）可能早产。

3）羊水因为可以提供胎儿骨骼肌肉的发育，而做一个缓冲，在羊水过少的情况下，胎儿的肌肉骨骼可能呈现受压迫变形的现象。

4）严重的羊水过少常常也会合并胎儿的肺泡发育不完全。

5）当胎儿脐带少了羊水做缓冲，当子宫收缩时容易受压迫，血流不稳定而致胎心音不稳定，胎儿可能出现窘迫的现象，甚至解胎便，由于羊水过少无法稀释胎便，会造成浓稠的胎便在子宫腔里面，这时胎儿吸入后会造成"胎便吸入症候群"。

造成羊水过少的原因有将近50%是因为胎儿有先天畸形，尤其在肾脏及泌尿系统方面的畸形，比如肾脏发育不全、多囊肾等等。30%是由于有早发破水，子宫腔内羊水量变少。7%左右是因为胎盘早期剥离，胎盘血流相对减少，胎儿肾脏血流跟着减少，造成尿量制造减少，羊水也跟着减少。其他造成羊水过少的原因包括母体本身有子痫前症、肾脏病，或者是怀孕超过42周的过期妊娠，或者是胎盘功能不佳的情况下，也都会造成羊水过少。

a. 当我们发现羊水量少时，会安排高层次超声波或是一系列的超声波来看胎儿是否有先天畸形，尤其针对肾脏及泌尿系统方面做仔细的评估，同时也要注意是否有胎盘早期剥离的现象。

b. 建议做胎儿染色体检查，看胎儿染色体是否正常。

c. 用试纸的方式来看是否有早发破水的情况，如果有的话，要避免感染。

d. 若羊水量真的非常少，可以考虑羊水灌注的治疗方法，以生理盐水灌注到子宫腔内，此方法效果不错，可减少脐带受到压迫，但是也可能增加感染的风险。

e. 临床研究显示，准妈妈多喝水，多休息可以增加胎盘的血流，也可增加羊水量。

f. 小心评估胎儿状况，如果有窘迫的情形立刻进行分娩。

8. 怀孕与生产可能出现的并发症之8：多胞胎

怀有双胞胎的概率为1/80，三胞胎为1/800。由于双胞胎较常见，所以接下来我们针对双胞胎做进一步说明。

（1）双胞胎分为两种。

1）同卵双胞胎。占所有双胞胎的1/3，发生率是固定。

2）异卵双胞胎。占所有双胞胎的2/3，发生率依种族、家族史、年龄、有无使用排卵药物而异。

（2）双胞胎并发症。

1）母体方面。贫血、子痫前症、产后大出血、胎盘早期剥离、前置胎盘。

2）胎儿方面。先天畸形、流产、早产、早期破水、胎位不正、生长迟滞、胎死腹中。

a. 12周之前，以超声波判断双胞胎有几个胎盘、几个绒毛膜和羊膜，如果只有一个绒毛膜那么出现不对称生长、双胞胎输血症候群、甚至胎死腹中的机会增加。

b. 怀孕20~24周建议做高层次超声波检查，看看是否有先天畸形。

c. 怀孕过程会接受多次定期超声波检查来评估胎儿生长情况，确认是否有生长迟滞及不对称生长情形。

d. 建议母亲尽量休息，增加营养摄取，减少早产、早发破水或是胎儿生长迟滞的风险。

e. 生产方式：多半建议剖宫生产，也有少部分医生主张如果两个都是胎位正常（头位），也可尝试自然生产。

9. 怀孕与生产可能出现的并发症之9：胎儿生长迟滞

（1）定义。

　　临床上，妇产科医生多半会利用测量子宫底的高度，或者是超声波扫描来估计胎儿的体重或生长状况，如果发现胎儿生长速度太慢，或估计体重与怀孕周数相差两周以上，医学上，称作胎儿生长迟滞，简单说就是胎儿太小或体重太轻。定义胎儿生长迟滞的方法有很多，最常用的是当胎儿估计的体重小于整个族群的10%以下，就称为胎儿生长迟滞。假设有100个宝宝，这个胎儿估计的体重为体重最轻的10名里面，就称为有胎儿生长迟滞。值得注意的是，这个定义无法区分胎儿生长是真正有问题，还是单纯体格较娇小却健康的宝宝。事实上，临床发现妈妈骨架较小，体重较轻，她的宝宝相对会比较娇小一点，而这一类的宝宝都是健康的。

（2）原因。

　　1）胎儿。当胎儿有下列情况发生，会有生长迟滞的状况：①染色体或基因异常；②先天畸形；③多胞胎的情形。

　　2）胎盘。合并有下列状况，容易有胎儿生长迟滞的情形：①前置胎盘；②胎盘早期剥离；③胎盘有缺血性变化时。

　　3）母体。当妈妈有下列情形，胎儿往往也会有生长迟滞的情形：①营养不良；②合并性慢性疾病，比如说慢性血管性疾病、高血压、肾脏病等等；③长期处在慢性缺氧的情况，比如有缺血性的心脏病、肺功能不良，或是住在高山上；④如果有抽烟、喝酒、服用毒品的话，宝宝也容易偏小；⑤如有感染的情况，比如感染德国麻疹，或者弓形虫病的时候，也往往会合并胎儿生长迟滞的情况。

　　但是在临床上，胎儿生长迟滞往往不是只由单一个原因所造成，常是上述这些原因一个以上结合所造成的结果。

（3）处理。

　　1）一开始发现有胎儿生长迟滞的现象时，会做以下处理。①医生会做详细的超声波检查，来看胎儿是否有先天畸形的存在，并评估胎盘的状况是否为前置胎盘或者有胎盘早期剥离；②如果发现有胎儿畸形或者是胎儿生长迟滞，发生在32周之前，就会出现非常严重的生长迟滞现象，或者合并有羊水过多，此时，多半会建议做胎儿染色体的检查，来排除染色体异常的可能性；③医生也会根据妈妈的临床症状以及病史检验妈妈的血液，看是否有感染的现象；④如果发现胎儿有重大的缺陷或是有染色体异常，可以考虑放弃胎儿，反之，如果胎儿看起来健康的话，医生会尽可能保住胎儿性命，来维护胎儿的健康。

2）接下来的产检。①定期做一系列超声波检查，重点在评估胎儿的生长大小，子宫内的羊水量以及脐动脉血液阻力大小的变化。如果发现脐动脉血流阻力愈来愈大，那表示由母体经由胎盘到胎儿的血液供给出了状况，胎儿就没有办法从母体得到足够的血液及氧气，所以生长情况就更加恶化。在母体方面，医生会建议妈妈尽量多卧床休息，多增加营养的摄取，尤其在蛋白质和淀粉的吸收上。②如果有可能考虑到宝宝的情况不稳定，会提早生产的话，多半会建议给予类固醇治疗，加速宝宝肺的成熟。

3）何时生产。①原则上，依怀孕周数及胎儿情况而定，如果宝宝情况很稳定，那么可以密切观察，一直等到足月生产；②万一胎儿状况并不良好，比如说生长迟滞落后的幅度愈来愈大，甚至出现脐动脉血流逆转的情况，胎儿心跳监测器呈现胎儿心跳出现减速的情况，多半会考虑即刻引产，在这个过程中，如有出现胎儿窘迫，则建议立即做剖宫生产。

10. 怀孕与生产可能发生的并发症之10：产前出血

怀孕合并有阴道出血是不正常的一个现象，不论出血量多寡，都必须详细检查找出原因，以免危及妈妈与宝宝的健康。

在临床上我们多以20周为界，20周之前称为早期妊娠出血，20周之后则为中、晚期妊娠出血。引起妊娠出血的因素很多，通常不同时期的好发因素也不一样，各时期常见因素见下表。

妊娠出血的原因

妊娠时期	常见出血因素
早期妊娠出血 （20周以前）	1. 先兆性流产 2. 子宫颈糜烂 3. 子宫颈发炎 4. 子宫颈息肉 5. 子宫颈癌
中、晚期妊娠出血 （20周以后）	1. 前置胎盘占20% 2. 胎盘早期剥离占30% 3. 其他不明原因（如：胎盘边缘血管破裂）占50%

（1）20周以前的早期妊娠出血。

> **先兆性流产——高度危险警示**

怀孕初期（在第6～10周）常会出现阴道出血或下腹紧缩等不适症状，称之为先兆性流产，大多数的准妈妈们只要多卧床休息、尽量不要提重物、不要踮脚拿东西、避免行房，再配合安胎药治疗，就能减少出血量，症状获得改善。这种怀孕初期的出血，确切发生的原因还不清楚，大概是因为胚胎着床尚未稳固，或是母体内黄体素的量暂时不太够所致。

> **知识便利贴**
>
> **准妈妈自我检视表：**
>
> 以下症状是先兆性流产的可能征兆，准妈妈们千万要当心！
>
> 阴道出血。
>
> 下腹紧缩感。
>
> 破水。
>
> 腹痛。
>
> 子宫收缩。

但是少数的妇女最后还是会不可避免地发生流产，令人扼腕。这类胚胎往往合并有染色体异常或是构造上有重大畸形，所以无法存活下来。只要在流产后好好调养身体，大部分的妇女都很快地就又会有好消息来临！

> **子宫颈糜烂——轻度危险警示**

子宫颈是连接子宫与阴道的管道，可经子宫颈内管上通子宫腔。子宫颈口及靠近阴道的部位，表面是一种扁平上皮细胞，看起来呈平滑光亮的淡粉色，但子宫颈内管表面则为一种柱状上皮细胞，呈粗糙的鲜红色。所谓的子宫颈糜烂就是指柱状上皮细胞外翻至子宫颈外口而出现泛红、破皮，甚至红肿充血的现象。

子宫颈糜烂听起来很惊人，事实上它只是一种生理变化，并不需特别治疗，只要在发现后立刻检查，排除子宫颈发炎或癌病变，就可以安心。如果造成分泌物过多或出血，只要就医诊治，等正常上皮细胞重新覆盖子宫颈，就能恢复子宫颈原来的面貌。

> **子宫颈发炎——轻度危险警示**

子宫颈炎是很常见的疾病，症状是会出现不正常的阴道分泌物，而且子宫颈上的柱状表皮也会特别红肿充血甚至脆弱、容易出血。严重时，分泌物将会变成乳样、浓稠状，色泽也会变成黄绿色或灰色，还会伴有异味、疼痛或瘙痒等症状。

引起子宫颈发炎的原因很多，最多的是阴道滴虫、霉菌、淋病、慢性细菌性感染。如果是感染引起的发炎，只需把发炎治愈，避免感染为子宫内膜炎、骨盆腔发炎等严重感染即可。

子宫颈息肉——轻度危险警示

子宫颈息肉为子宫颈柱状上皮的赘生物，是妇科常见的疾病。这项疾病的发生原因不明，大概是子宫颈因为发炎，造成组织增生的结果。子宫颈息肉的症状并不严重，多为不规则出血或行房后出血。子宫颈息肉多是良性组织，但发现时最好还是检查一下，以确定良恶性。

怀孕期间，除非会持续大量出血或影响产程，否则并不需立即摘除息肉。但如果相当受它困扰，则不妨考虑减少行房次数或暂停行房。

子宫颈癌——高度危险警示

怀孕并不能排除子宫颈病变的可能性，尤其是当有子宫颈细胞异常化生（癌前期病变）、甚至是子宫颈癌时，往往会出现不规则或少量的出血。所以孕妇如果在怀孕前一年内没有接受子宫颈涂片检查的话，最好还是在怀孕初期做个涂片检查，以防万一。如果在妊娠中期发现罹患子宫颈癌，首需鉴定罹癌的期别与严重程度。一般而论，若胎儿肺部已成熟，可提早分娩然后尽快进行治疗；但若于怀孕初期发现，则会依母体状态与病程，详细与妈妈和家属沟通再决定。

（2）20周以后的中、晚期妊娠出血。

前置胎盘——高度危险警示

所谓的前置胎盘，就是胎盘覆盖部分甚至全部的子宫颈内口，进而导致胎儿无法正常由产道娩出。据台北长庚纪念医院医疗团队的研究报告显示，前置胎盘的发生率约为1/250。前置胎盘典型症状是在第二孕期晚期或第三孕期初期这段时间出现无痛性阴道出血（约占80%），常常在早上醒来后发现底裤湿湿的，有少量出血。怀疑为前置胎盘时，最好的检查方法就是超声波检查，特别是腹部超声波检查合并阴道超声波检查的结果最为准确。但不建议用手指做阴道内诊，以免手指误伤胎盘而造成大出血。

前置胎盘依胎盘覆盖子宫颈内口的范围，可分三类：完全性前置胎盘（胎盘完全覆盖子宫颈内口）、部分性前置胎盘（胎盘覆盖住部分的子宫颈内口）以及边缘性前置胎盘（胎盘的边缘达到子宫颈内口）。这三类前置胎盘，必须施行剖宫生产，以避免大出血危害母体及胎儿。

另外，如果胎盘边缘位在子宫下段，但尚未达到子宫颈内口，则称为低位胎盘。低位胎盘虽然没有覆盖到子宫颈内口，但如果距离太近，还是会因为子宫收缩，造成胎盘出血，严重时也会危及妈妈与宝宝的生命，因此在决定生产方式时，务必与你的医生确实沟通、谨慎决定。

为什么会发生前置胎盘？还有哪些妇女容易有前置胎盘呢？

如果产妇有出血症状，且确定为前置胎盘时，首先需住院观察，再依母亲与胎儿状况决定是设法延长孕期或立刻进行手术。一般处理原则如下：

1）妊娠未满37周，胎儿状况良好，母亲停止出血或出血极缓慢，生命征象稳定者，可采绝对卧床休息以延长孕期，等胎儿更成熟后，再剖腹娩出。

2）如胎儿已成熟，虽然母亲并无休克症状，胎儿心跳也未出现窘迫，但可考虑立即进行剖宫生产，降低后来突然发生大出血的风险。

3）若母亲出现持续或大量出血，或胎儿已有窘迫现象，应立刻进行剖宫生产，以抢救母亲与胎儿。

前置胎盘的可能原因及危险族群

原因	发生原因	危险族群
子宫内膜受过伤	子宫内膜如果曾经受伤，就可能导致该区域出现结痂、血液供应不全等状况，进而使胎盘转往子宫颈内口植入或延展	产次较高（第5~6胎） 多次剖宫产 多次手术性流产 人工生殖辅助受孕
胎盘血管发育不足	因为胎盘血管发育不足，因此胎盘将为了获取足够的血液供应而往子宫颈内口延伸，进而形成前置胎盘	年纪大 多胞胎 抽烟 居住地区海平面较高

胎盘早期剥离——高度危险警示

妊娠20周后，胎盘位置正常，但胎盘在胎儿分娩出来之前，就已开始出现部分甚至全部剥离的状况，就是胎盘早期剥离。据台北长庚纪念医院医疗团队的研究统计，胎盘早期剥离的发生率约为0.9％。大多数的胎盘早期剥离，在分娩前或分娩的过程中并无明显的症状，等产后检查胎盘时才发现早期剥离处有凝血块的压迹。不过，由于它可能出现急性且严重的并发症，而且症状表现变异性极大，有时又不易察觉。因此对产妇而言，最重要的是随时注意各种可疑的征兆，尤其是具有危险因子的产妇，只要有任何怀疑就应立刻就医，以便尽早诊断出胎盘早期剥离及采取必要措施。

胎盘早期剥离的征兆和症状变异性很大。从产妇大量产前出血、甚至休克，到没有任何明显征兆，而只是在生产中无意发现都有可能。其常见的征兆与症状包括：①阴道出血；②急性腹痛；③胎儿窘迫；④高频率而密集的子宫收缩；⑤子宫有压痛且变硬。

虽然胎盘早期剥离主要症状为出血，但血液却未必都会从阴道流出，因此不一定会被发现。所以临床上，又将出血状况分为外显性出血及隐匿性出血两类。

临床上常见的产前出血状况及危险程度

出血状况	出血状况	危险程度
外显性出血	出血从胎盘的剥离处扩展至胎盘边缘，流入羊膜腔中，或经由羊膜与蜕膜之间到达子宫内口，再从阴道口流出，即为外显性出血。而血液的颜色决定于出血的时间及到达子宫口的距离，从鲜红色至深褐色不等	因为已出现明显的出血症状，产妇及医生的警觉性较高，多半能迅速就医处理
隐匿性出血	出血隐匿在剥离处，无法从阴道口流出，即为隐匿性出血	因为没有明显症状，往往无法早期诊断出来，危险性很高

胎盘早期剥离的严重程度，依剥离面积大小及发生时间长短而定。若胎盘剥离面超过胎盘的1/2或以上，胎儿多会因严重缺氧而死亡。此外，严重的胎盘早期剥离，出血时如没有察觉及紧急处理，将可能并发母体出现弥漫性血管内凝血功能障碍，进而发生严重的产后出血或急性肾功能衰竭。

终止妊娠的方法会根据剥离的严重程度、母体与胎儿状况以及子宫颈口扩张等情形而定。大多数的胎盘早期剥离，因为常合并急性胎儿窘迫而必须施行紧急剖宫生产。胎盘早期剥离虽是妊娠晚期的严重急症，但如果能尽早诊断并采取必要措施，一般都能获得不错的效果。